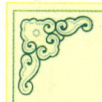

国医绝学百日通

经络祛病养生术

李玉波　翟志光　袁香桃◎主编

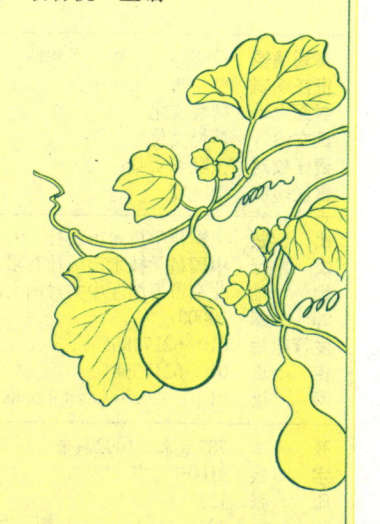

中国科学技术出版社
·北 京·

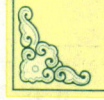

图书在版编目（CIP）数据

经络祛病养生术 / 李玉波, 翟志光, 袁香桃主编. ——北京：中国科学技术出版社, 2025.2

（国医绝学百日通）

ISBN 978-7-5236-0766-4

Ⅰ.①经… Ⅱ.①李…②翟…③袁… Ⅲ.①经络—养生（中医）—基本知识 Ⅳ.①R224.1

中国国家版本馆CIP数据核字（2024）第098700号

策划编辑	符晓静　李洁　卢紫晔
责任编辑	曹小雅　王晓平
封面设计	博悦文化
正文设计	博悦文化
责任校对	张晓莉
责任印制	李晓霖

出　　版	中国科学技术出版社
发　　行	中国科学技术出版社有限公司
地　　址	北京市海淀区中关村南大街 16 号
邮　　编	100081
发行电话	010-62173865
传　　真	010-62173081
网　　址	http://www.cspbooks.com.cn

开　　本	787毫米×1092毫米　1/32
字　　数	4100千字
印　　张	123
版　　次	2025 年 2 月第 1 版
印　　次	2025 年 2 月第 1 次印刷
印　　刷	小森印刷（天津）有限公司
书　　号	ISBN 978-7-5236-0766-4 / R・3282
定　　价	615.00元（全41册）

（凡购买本社图书，如有缺页、倒页、脱页者，本社销售中心负责调换）

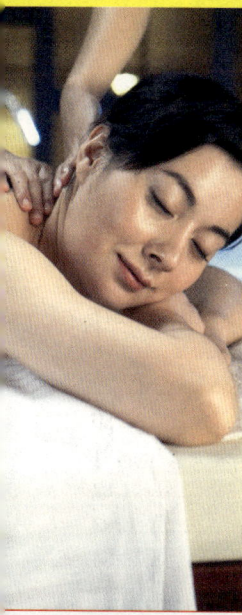

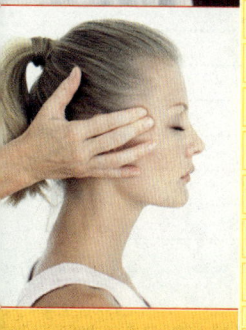

【目录】

第一章
认识十二正经及任督二脉

任脉解析..2
督脉解析..3
手太阴肺经解析......................................5
手厥阴心包经解析..................................7
手少阴心经解析......................................9
手阳明大肠经解析................................11
手少阳三焦经解析................................13
手太阳小肠经解析................................15
足阳明胃经解析....................................17
足少阳胆经解析....................................19
足太阳膀胱经解析................................21
足厥阴肝经解析....................................23
足少阴肾经解析....................................25
足太阴脾经解析....................................27

第二章
认识经穴祛病养生的原理

经络的含义及其分类............................30
穴位的含义、分类及其命名................31
经络养生的基础原理............................32
经络及穴位的治病保健作用................33
经络也有作息规律,经穴疗法重在选对时间....34

| 1 |

第三章

祛病养生的常见经穴疗法

按摩——身手合一的自然疗法.....38
针灸——疏通经络的传统疗法.....42
拔罐——温经散寒的治疗方法.....45
刮痧——祛瘀活血的治疗方法.....49

第四章

常见病经络调理全方略

肥胖症.....54	头痛.....74
高血压.....55	失眠.....75
心脏疾病.....56	面神经麻痹.....76
脑卒中.....57	膝关节炎.....77
糖尿病.....58	肩周炎.....78
贫血.....59	颈椎病.....79
骨质疏松症.....60	落枕.....80
抑郁症.....61	慢性鼻炎.....81
阿尔茨海默病.....62	近视.....82
慢性胃炎.....63	耳鸣.....83
胃下垂.....64	扁桃体炎.....84
便秘.....65	牙痛.....85
痔疮.....66	腰椎间盘突出症.....86
慢性腹泻.....67	月经异常.....87
脂肪肝.....68	妇科炎症.....88
感冒.....69	更年期综合征.....89
咳嗽.....70	乳房疾病.....90
哮喘.....71	前列腺炎.....91
泌尿系结石.....72	斑秃.....92
尿路感染.....73	

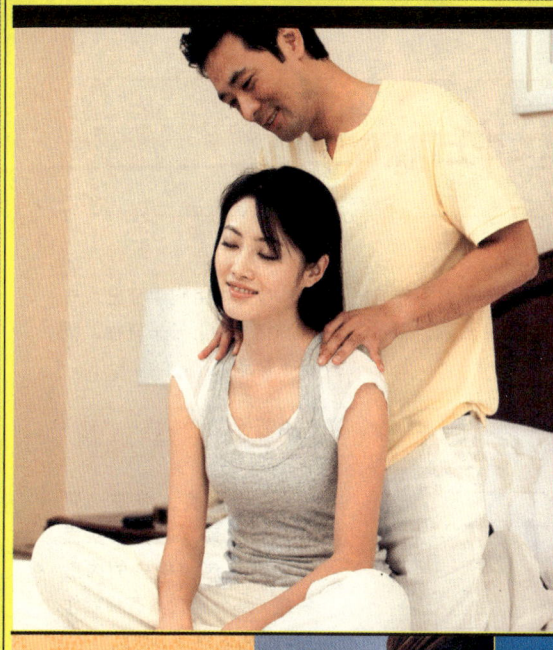

第一章 认识十二正经及任督二脉

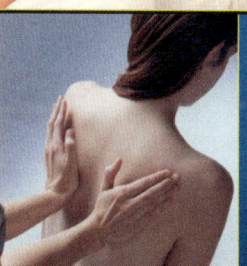

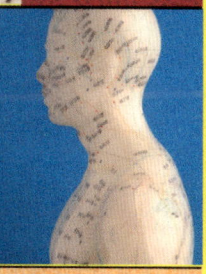

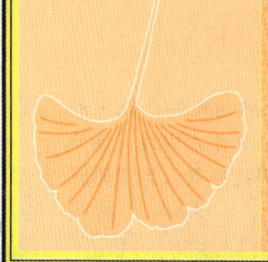

经络……

十二正经和任督二脉是经络的主体部分，它们有十分明晰的循行路线，在体表的相应处也都有穴位的分布。由于十四经脉的循行路线和联络的脏腑不同，因此，每条经脉主治的病症不同，它们出现异常时的病候也不尽相同。在本章中，我们将清晰而简明扼要地向大家介绍这十四条常用经脉。

任脉解析

任脉图解

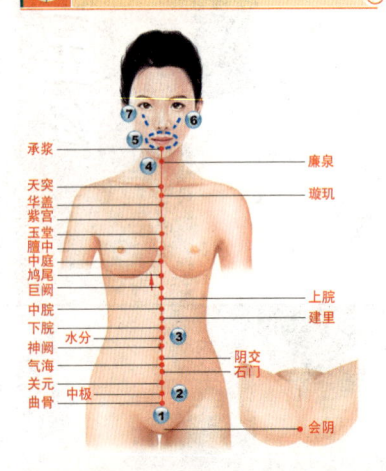

承浆
天突
华盖
紫宫
玉堂
膻中
中庭
鸠尾
巨阙
中脘
下脘
水分
神阙
气海
关元
曲骨
中极

廉泉
璇玑
上脘
建里
阴交
石门
会阴

循行路线

任脉起于小腹内，下出于会阴部（见①），向上行于阴毛部（见②），沿着腹部正中线上行，经过曲骨、关元等穴（见③），到达咽喉部（天突）（见④），到达下唇内，左右分行，环绕口唇（见⑤），再分别通过鼻翼两旁，进入眼眶下，交于足阳明经（见⑥⑦）。

分支：由胞中分出，与冲脉相并，上行于脊柱，循行于背部。

主治病症

主治少腹、脐腹、胃脘、胸、颈、咽喉、头面等局部病症和相应的内脏病症，部分腧穴具有强壮作用，也可治疗神志病。

病候

本经一旦发生异常，会出现以下病症：疝气、带下病、肿瘤等。

功能

任脉为奇经八脉中的一条，总任六阴经，调节全身阴经经气，为"阴脉之海"。

督脉解析

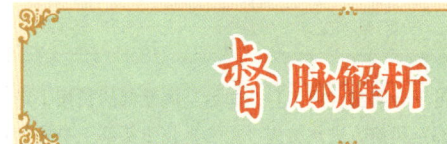

督脉图解

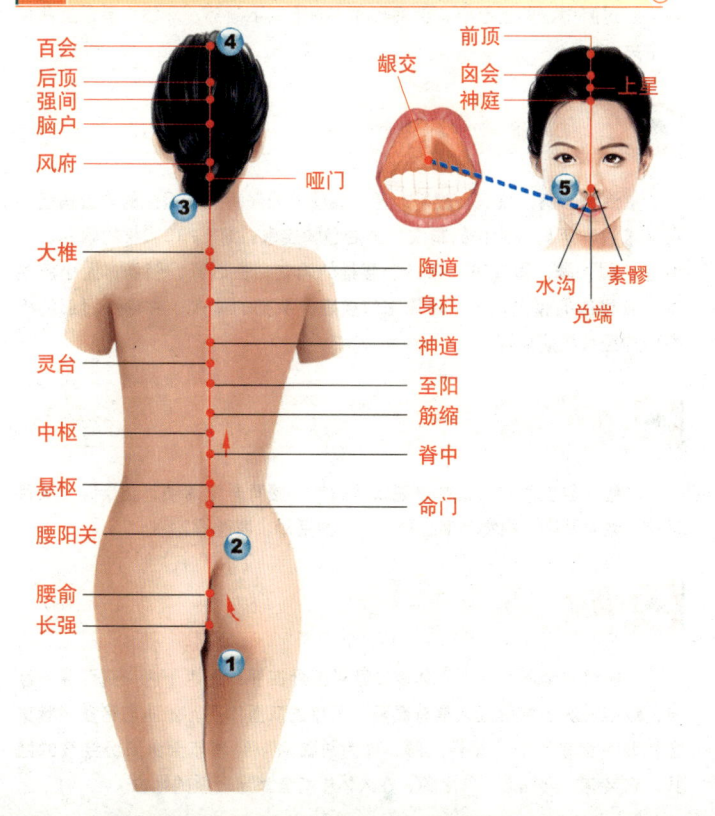

百会
后顶
强间
脑户
风府

哑门

大椎

灵台

中枢

悬枢

腰阳关

腰俞
长强

陶道
身柱
神道
至阳
筋缩
脊中

命门

龈交

前顶
囟会
神庭
上星

水沟 素髎
兑端

循行路线

督脉起于小腹内，下出于会阴部（见①），向后至尾骶部的长强，沿脊柱上行（见②），经项部至风府，进入脑内（见③），沿头部正中线，上至巅顶的百会（见④），经前额下行鼻柱至鼻尖，过人中（水沟），止于上齿龈（见⑤）。

一条分支：从脊柱里面分出，联络肾。另一条分支：从小腹内分出，直上经过脐中，向上至心，到咽喉部，向上到下颌部，环绕口唇，至两目下中央。

主治病症

主治神志病，热病，腰骶、背、头项等局部病症及相应的内脏病症。具体来说，第1~7胸椎的腧穴，主治心肺疾患；第8~12胸椎的腧穴，主治肝、胆、脾、胃疾患；第1~5腰椎的腧穴，主治肾、膀胱、大小肠疾患；骶椎部的腧穴，主治泌尿生殖疾患；头部的腧穴，主治头面部的疾患和神经系统病症等。

病候

本经一旦发生异常，会出现以下病症：腰背脊柱僵硬甚至反弓，头目沉重、眩晕耳鸣、视物不清，困乏、不愿活动、喜睡等。

功能

督脉统摄诸阳，循达于体表，则可卫外御邪；通达于内，则可温通经脉、温煦脏腑。督脉经穴具有温阳、泻热的双重作用。督脉与诸多经脉交会，联系诸多脏腑，循脊入脑。作为总督六阳经调节全身阳经经气的经脉，它又有"阳脉之海"之称，在人体中有着举足轻重的地位。

手太阴肺经解析

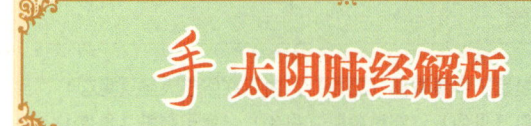

手太阴肺经图解

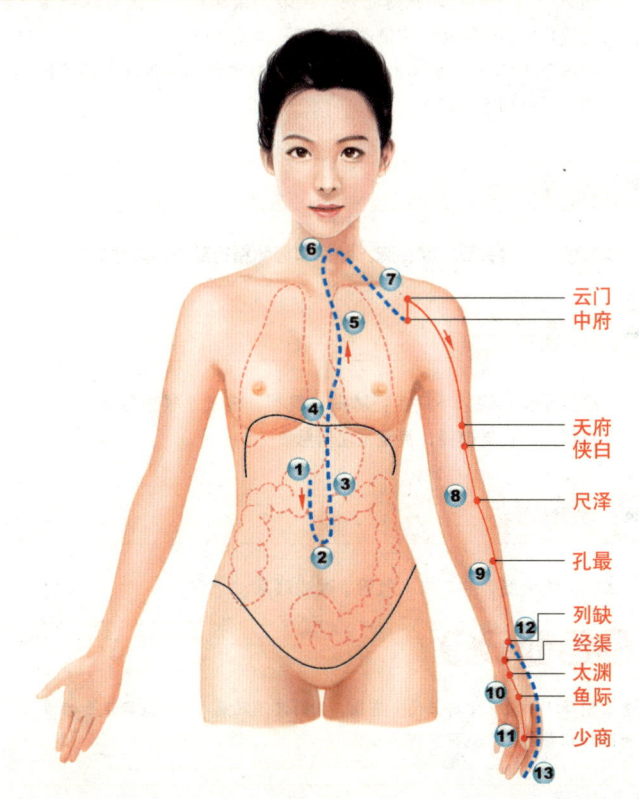

云门
中府
天府
侠白
尺泽
孔最
列缺
经渠
太渊
鱼际
少商

循行路线

手太阴肺经起始于中焦胃部（见①），向下联络于大肠（见②），回绕过来沿着胃上口（见③），穿过膈肌（见④），属于肺脏（见⑤）。从肺系——气管（见⑥）、喉咙部横行出于腋下（中府、云门），沿上臂内侧下行（见⑦），走行于手少阴心经、手厥阴心包经的前面（天府、侠白），向下经过肘窝中（尺泽）（见⑧），沿前臂内侧前缘（孔最）（见⑨），进入寸口——桡动脉搏动处（经渠、太渊），沿大鱼际边缘（鱼际）（见⑩），出于拇指的桡侧端（少商）（见⑪）。

手腕后方支脉：从腕后（列缺）（见⑫）处分出，走向食指桡侧端，与手阳明大肠经相接（见⑬）。

主治病症

本经腧穴主治头面、喉、胸、肺病和经脉循行部位的其他病症。

病候

本经异常会出现以下病症：肺闷、气喘、咳嗽、喉咙疼痛，严重时会出现胸部烦闷、视觉模糊、甚至发生臂厥。

脏腑联络

属肺，络大肠，并与胃、气管、喉咙联系。

国医小课堂

手太阴肺十一穴，中府云门天府诀，侠白尺泽孔最存，列缺经渠太渊涉，鱼际拇指白肉际，抵指少商如韭叶。

手厥阴心包经解析

手厥阴心包经图解

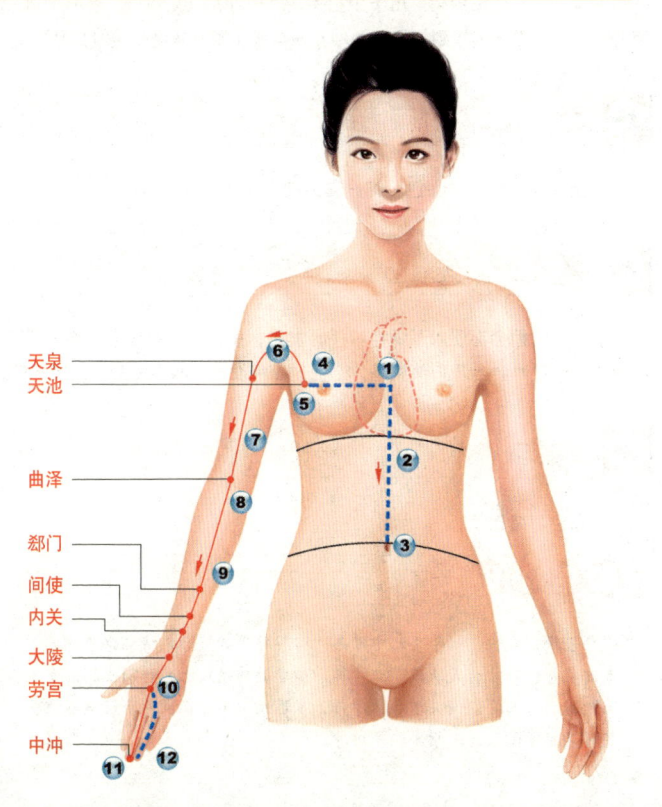

- 天泉
- 天池
- 曲泽
- 郄门
- 间使
- 内关
- 大陵
- 劳宫
- 中冲

循行路线

手厥阴心包经起始于胸中，出于心包络（见①），向下通过膈肌（见②），从胸部向下到达腹部，依次联络上、中、下三焦（见③）。

胸部支脉：经过胸中（见④），出于胁肋部，至腋下（天池）（见⑤），向上行至腋窝中（见⑥），沿上臂内侧中央下行，走行于手太阴和手少阴经之间（见⑦），经过肘窝（见⑧）向下行于前臂中间（见⑨），进入手掌中（见⑩），沿中指，出于中指尖端（中冲）（见⑪）。掌中支脉：从劳宫穴分出，沿无名指到指端（关冲），与手少阳三焦经相接（见⑫）。

主治病症

本经腧穴主治心、心包、胸、胃、神志病及经脉循行部位的病症。

病候

本经异常则会出现以下病症：手心发热，手臂、手肘痉挛疼痛，腋窝下有肿块；严重时会出现胸部胀满、心慌、面色发红、两眼发黄、嬉笑不停。

脏腑联络

属心包，络三焦。

国医小课堂

心包手厥阴九穴，起于天池中冲尽，心胸肺胃效皆好，诸痛痒疮亦可寻，天池乳外旁一寸，天泉腋下二寸循，曲泽腱内横纹上，郄门去腕五寸寻，间使腕后方三寸，内关掌后二寸停，掌后纹中大陵在，两条肌腱标准明，劳宫屈指掌心取，中指末端是中冲。

手少阴心经解析

手少阴心经图解

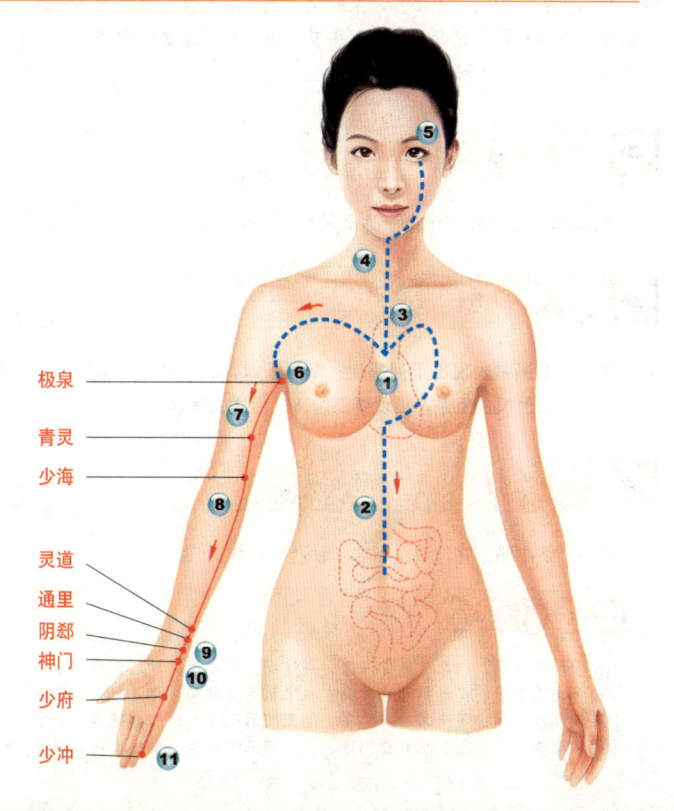

极泉
青灵
少海
灵道
通里
阴郄
神门
少府
少冲

循行路线

手少阴心经起于心中，出属于"心系"（心与其他脏器相连系的脉络）（见①），通过横膈，向下联络于小肠（见②）。

"心系"向上的支脉：起于心中（见③），挟着食道上行（见④），联结于目系（指眼球与脑相联系的脉络）（见⑤）。"心系"直行的支脉：向上行于肺部，再向下出于腋窝（极泉）（见⑥），沿上臂内侧后缘、肱二头肌内侧沟（见⑦），至肘窝内侧，沿前臂内侧后缘（见⑧），到达掌后豌豆骨部（见⑨），进入手掌（见⑩），沿着小指桡侧，出于末端（少冲），与手太阳小肠经相接（见⑪）。

主治病症

本经腧穴主治胸、心血管、大脑神经系统和本经经脉经过部位的病症。

病候

本经异常通常表现出下列病症：咽喉干燥，心口痛，口渴要喝水；还可引发前臂部的气血阻逆，出现臂部厥冷、麻木、疼痛等症状。

脏腑联络

属心，络小肠，并与肺、咽喉、眼紧密联系。

国医小课堂

九穴心经手少阴，极泉青灵少海深，灵道通里阴郄邃，神门少府少冲寻，
血胸神志舌言眍，痹疮热汗悸心痛，极泉腋窝动脉动，青灵肘上三寸中，
少海纹端踝中间，灵道掌后一寸半，通里腕后一寸同，阴郄腕后上半寸，
神门掌后锐骨隆，尺屈肌腱桡侧逢，少府四五掌骨后，小指内角取少冲。

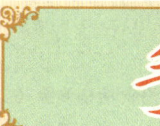

手阳明大肠经解析

手阳明大肠经图解

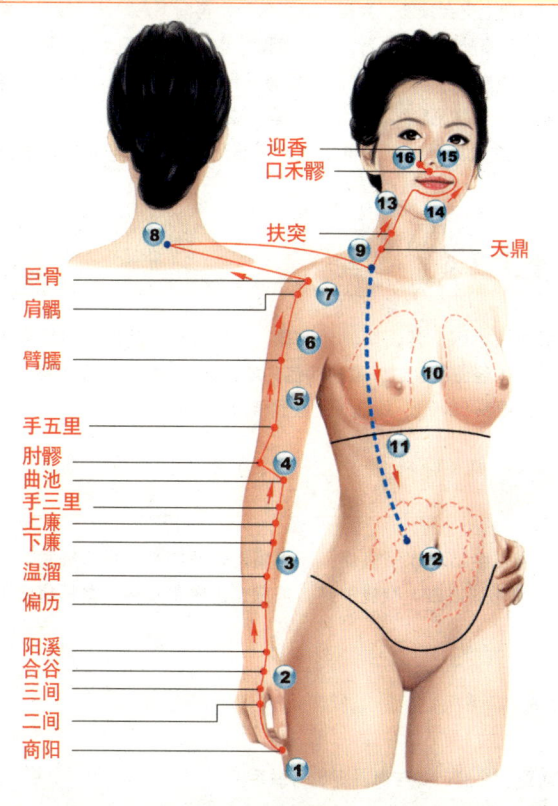

迎香
口禾髎
扶突
天鼎
巨骨
肩髃
臂臑
手五里
肘髎
曲池
手三里
上廉
下廉
温溜
偏历
阳溪
合谷
三间
二间
商阳

循行路线

手阳明大肠经从食指末端起始（商阳）（见①），沿食指桡侧缘（二间、三间）向上，通过第一、二掌骨之间（合谷）（见②），进入两筋（拇长伸肌腱和拇短伸肌腱）之间（阳溪），沿前臂桡侧（偏历、温溜、下廉、上廉、手三里）（见③），进入肘部外侧（曲池、肘髎）（见④），再沿上臂外侧前缘（见⑤）（手五里、臂臑），上走肩端（见⑥），沿肩峰前缘（见⑦），向上交会颈部（大椎）（见⑧），再向下入缺盆（锁骨上窝部）（见⑨），联络肺脏（见⑩），通过横膈（见⑪），属于大肠（见⑫）。

缺盆部支脉：从锁骨上窝上行颈旁（天鼎、扶突）（见⑬），通过面颊，进入下齿槽（见⑭），回绕至上唇，交叉于人中（水沟）——左脉向右，右脉向左（见⑮），分布在鼻孔两侧（迎香），与足阳明胃经相接（见⑯）。

主治病症

本经可主治眼、耳、口、牙、鼻、咽喉等器官病症，胃肠等腹部疾病，热病和本经脉所经过部位的病症，如头痛、牙痛、咽喉肿痛、各种鼻病、泄泻、便秘、痢疾、腹痛、上肢屈侧外缘疼痛等。

病候

本经异常会出现以下病症：牙齿痛，颈部肿胀，眼睛昏黄，口干，鼻塞，流清涕或出血，喉咙肿痛，肩前、上臂部疼痛，食指痛而不好运用等。

脏腑联络

属大肠，络肺，并与鼻、下齿有联系。

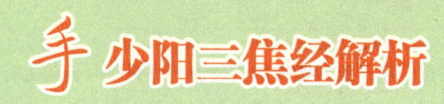

手少阳三焦经解析

手少阳三焦经图解

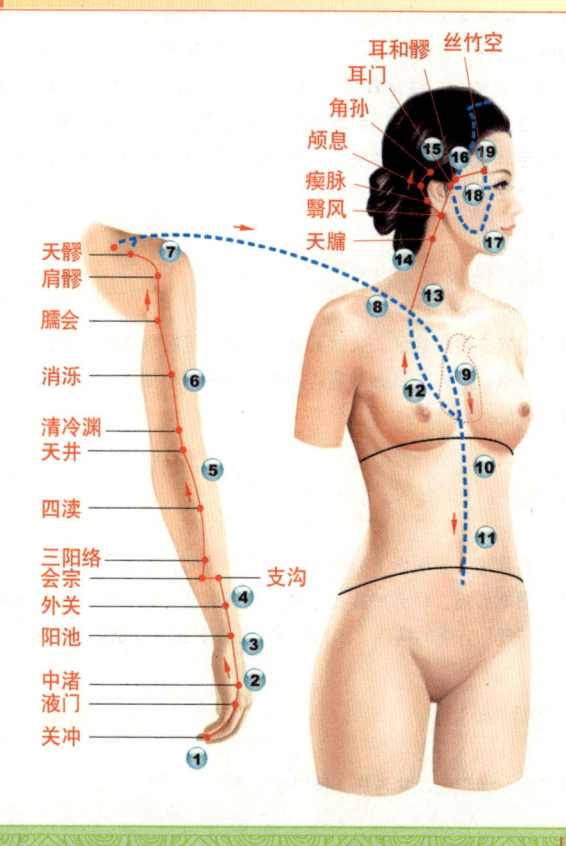

耳和髎　丝竹空
耳门
角孙
颅息
瘛脉
翳风
天牖

天髎
肩髎
臑会
消泺
清冷渊
天井
四渎
三阳络
会宗　　支沟
外关
阳池
中渚
液门
关冲

13

循行路线

手少阳三焦经起于第四指末端（关冲）（见①），向上行于小指与无名指之间（液门）（见②），沿着手背（中渚、阳池）（见③），出于前臂外侧两骨（尺骨、桡骨）之间（见④），向上通过肘尖（见⑤），沿上臂外侧（见⑥），向上通过肩部，交出于足少阳胆经的后面（见⑦），向前进入缺盆（见⑧），分布于胸中，联络心包（见⑨），向下通过横膈（见⑩），从胸至腹，属于上、中、下三焦（见⑪）。

胸中的支脉：从膻中上行（见⑫），出于锁骨上窝（见⑬），向上行于后项部（见⑭），联系耳后（见⑮），直上出于耳上方，到额角（见⑯），再曲而下行至面颊，到达目眶下（见⑰）。耳后的支脉：从耳后入耳中，出走耳前，经过上关前，与前脉交叉于面颊部（见⑱），到达外眼角，与足少阳胆经相接（见⑲）。

主治病症

本经腧穴主治热病证、头面五官病症和本经经脉所经过部位的病症，如头痛、耳聋、耳鸣、目赤肿痛、颊肿、水肿、小便不利、遗尿以及肩臂外侧疼痛等症。

病候

本经有异常会表现出下列病症：耳聋、耳鸣、腹胀、水肿、遗尿、小便不利、喉咽肿痛、目赤肿痛、颊肿、肩臂肘部外侧痛等。本经所属腧穴能治有关"气"方面的病症，如自汗出、眼睛外眦痛、面颊肿痛等。

脏腑联络

属三焦，络心包，并与耳、目锐眦联系。

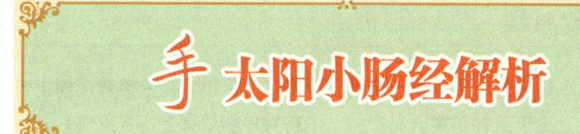

手太阳小肠经解析

手太阳小肠经图解

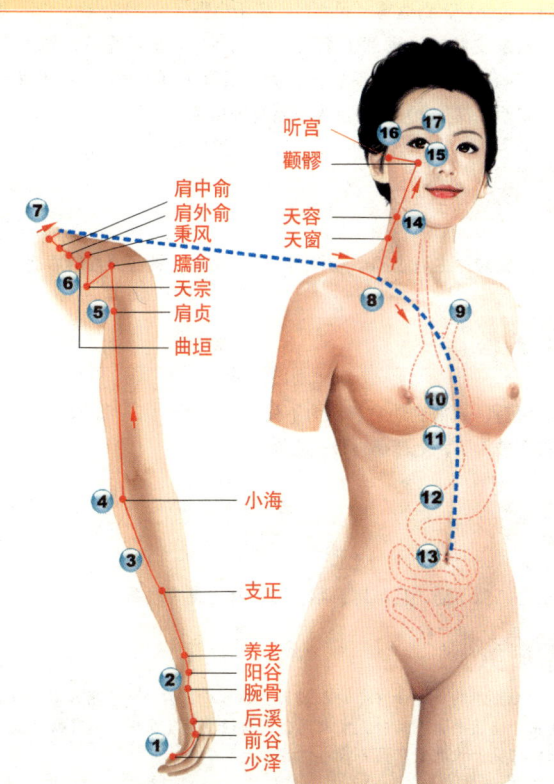

听宫
颧髎
肩中俞
肩外俞
秉风
天容
天窗
臑俞
天宗
肩贞
曲垣
小海
支正
养老
阳谷
腕骨
后溪
前谷
少泽

循行路线

手太阳小肠经起于手小指尺侧端（少泽）（见①），沿手背尺侧上行至腕部，直上出于尺骨茎突（见②），沿前臂外侧后缘上行（见③），经过尺骨鹰嘴与肱骨内上髁之间（见④），沿上臂外侧后缘出于肩关节（见⑤），绕行肩胛骨（见⑥），左右两脉交会于督脉大椎穴（见⑦），再向下进入缺盆穴（见⑧），联络于心（见⑨），向下再沿食管（见⑩），通过膈肌（见⑪），到达胃（见⑫），属于小肠（见⑬）。

缺盆部支脉：沿颈部上至面颊（见⑭），至目眶下，转入耳中（听宫）（见⑮）。面颊部支脉：上行到达目眶下（见⑯），抵于鼻旁，至内眼角（睛明）（见⑰），与足太阳膀胱经相接。

主治病症

本经腧穴可主治腹部小肠与胸、心、咽喉、神经方面的病症。

病候

本经有了异常变动会表现为下列病症：咽喉痛，颔下肿不能回顾，肩部痛得像被牵引，上臂痛得像被折断。

脏腑联络

络心，属小肠，且与胃、咽、目、耳、鼻有联系。

国医小课堂

手太阳经小肠穴，少泽先行小指末，前谷后溪腕骨间，阳谷须同养老列，
支正小海上肩贞，臑俞天宗秉风合，曲垣肩外复肩中，天窗循次上天容，
此经穴数一十九，还有颧髎入听宫。

足阳明胃经解析

足阳明胃经图解

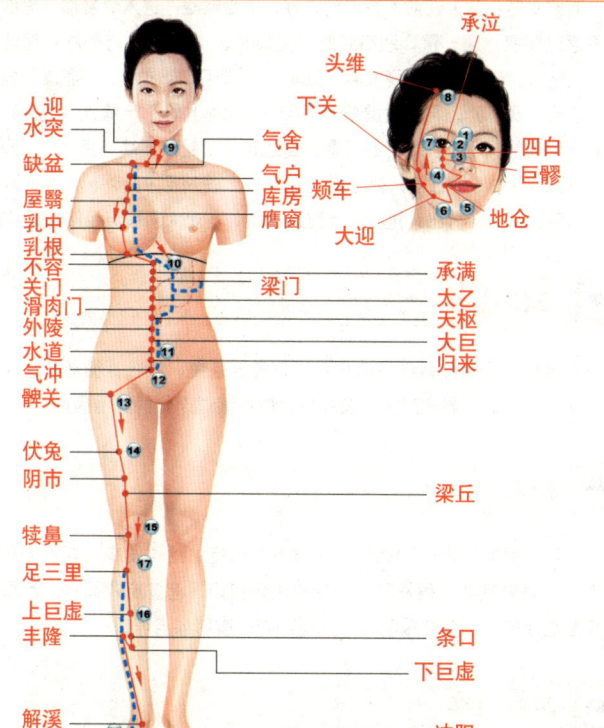

承泣
头维
下关
四白
巨髎
颊车
地仓
大迎

人迎
水突
缺盆
气舍
气户
库房
屋翳
膺窗
乳中
乳根
不容
承满
关门
梁门
太乙
滑肉门
天枢
外陵
大巨
水道
归来
气冲
髀关
伏兔
阴市
梁丘
犊鼻
足三里
上巨虚
丰隆
条口
下巨虚
解溪
冲阳
陷谷
内庭
厉兑

循行路线

足阳明胃经起于鼻翼两侧，上行到内眼角（见①），与足太阳膀胱经相交会（见②），向下沿鼻外侧（见③）进入上齿中（见④），复出环绕口唇，向下左右两脉交会于颏唇沟处（见⑤），再向后沿口腮后方，出于下颌大迎（见⑥），沿下颌角上行耳前，经下关（见⑦），沿发际，到达前额（见⑧）。

面部支脉：从大迎前向下方走到人迎，沿着喉咙，进入缺盆部（见⑨），向下通过膈肌，属于胃，联络脾脏（见⑩）。缺盆部直行的脉：经乳头，向下挟脐旁，进入小腹两侧气冲（见⑪）。胃下口部支脉：沿着腹部向下到气冲会合（见⑫），再沿大腿前侧下行（见⑬⑭），下至膝盖（见⑮），沿胫骨外侧前缘（见⑯），下经足背，到达足第二趾外侧端（见⑰）。胫部支脉：从膝下3寸（足三里）处分出（见⑱），进入足中趾外侧（见⑲）。足背部支脉：从足背分出，进入足大趾内侧端，与足太阴脾经相接（见⑳）。

主治病症

本经腧穴可治疗胃肠等消化系统、神经系统、呼吸、循环系统和头、眼、鼻、口、齿等器官病症以及本经经脉所经过部位的其他病症。

病候

本经一旦有异常变动就会表现出下列病症：颤抖发冷，喜欢伸腰，屡屡呵欠，颜面黯黑。病发时，喜独自关闭房门，遮塞窗户而睡。严重的则可能登高而歌，不穿衣服就走，胸膈部响，腹部胀满等。

脏腑联络

属胃，络脾，并与胃、膈、鼻、上齿、口唇、喉咙联系。

足少阳胆经解析

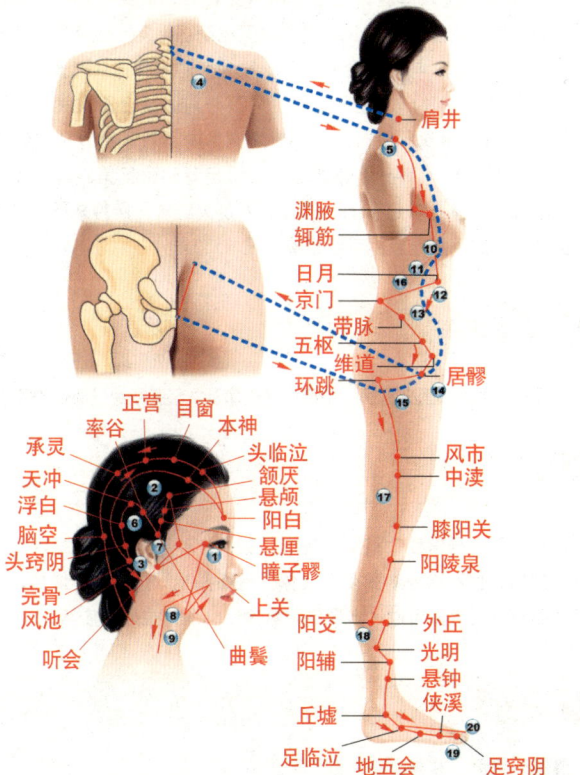

足少阳胆经图解

肩井

渊腋
辄筋
日月
京门
带脉
五枢
维道
环跳
居髎

风市
中渎

膝阳关
阳陵泉

外丘
光明
悬钟
侠溪

阳交
阳辅

丘墟
足临泣 地五会 足窍阴

正营 目窗
承灵 率谷 本神
天冲 头临泣
浮白 颔厌
脑空 悬颅
头窍阴 阳白
完骨 悬厘
风池 瞳子髎
听会 上关
曲鬓

循行路线

　　足少阳胆经始于外眼角（见①），上行到额角（见②），向下经过耳后（见③），沿着头颈下行至第七颈椎（见④），退回来向前进入缺盆部（见⑤）。

　　耳部的支脉：从耳后进入耳中，出于耳前（见⑥），至外眼角后方（见⑦）。外眼角部的支脉：从外眼角分出，向下到大迎穴附近，与手少阳三焦经在眼下会合（见⑧），下行至颈部，与前脉会合于缺盆（见⑨），由此向下进入体腔，通过膈肌（见⑩），联络于肝（见⑪），属于胆（见⑫），沿胁肋部（见⑬），向下绕阴部毛际（见⑭），横向进入髋关节部（见⑮），与前脉会合于此。缺盆部的支脉：从锁骨上窝下向腋下，沿侧胸部（见⑯），经过胁肋，向下与前脉会合于髋关节部。再向下，沿着大腿外侧（见⑰）、膝关节外侧，向下行于腓骨前缘，直下到腓骨下段（见⑱），下出于外踝之前，沿足背到达足第四趾外侧端（见⑲）。足背的支脉：从足背上分出，进入足大趾端，回转来通过趾甲，出于大趾背毫毛部，与足厥阴肝经相接（见⑳）。

主治病症

　　本经腧穴主治头面五官病、神志病、热病及本经脉所经过部位的病症。

病候

　　本经一旦有异常变动就会表现出下列病症：嘴里发苦，好叹气，胸胁痛不能转侧，面孔像蒙着薄尘，身体没有脂润光泽，小腿外侧热，还可发生足少阳部分的气血阻逆，出现腿脚厥冷、麻木、酸痛等症状。

脏腑联络

　　属胆，络肝，并与心有联系。

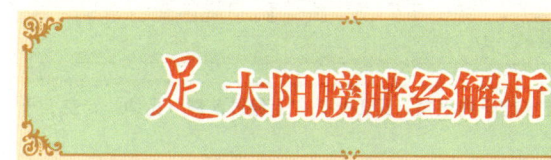

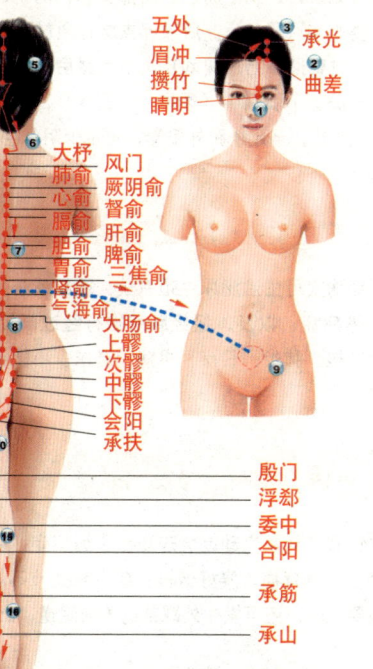

足太阳膀胱经解析

足太阳膀胱经图解

通天
络却
玉枕
天柱

附分
魄户
膏肓
譩譆
魂门
意舍
肓门

神堂
膈关
阳纲
胃仓
志室

关元俞
胞肓
秩边
白环俞

委阳

飞扬

束骨
足通谷
至阴

大杼
肺俞
心俞
膈俞
督俞
肝俞
胆俞
脾俞
胃俞
三焦俞
肾俞
气海俞

小肠俞
膀胱俞
中膂俞

京骨
金门 申脉 仆参

五处
眉冲
攒竹
睛明

承光
曲差

风门
厥阴俞

大肠俞
上髎
次髎
中髎
下髎
会阳
承扶

殷门
浮郄
委中
合阳

承筋

承山

跗阳

昆仑

循行路线

足太阳膀胱经起于内眼角（见①），向上经过前额（见②），交会于头顶（见③）。

头顶部支脉：从头顶到达耳上角（见④）。头顶部直行的脉：从头顶入里，联络大脑（见⑤），回出分开下行项后（见⑥），沿肩胛部内侧（大杼），经脊柱两侧（见⑦），到达腰部（见⑧），从脊柱旁肌肉进入体腔联络肾脏（见⑨），属于膀胱。腰部支脉：向下通过臀部（见⑩），进入腘窝内（委阳）（见⑪）。后项部支脉：通过肩胛骨内缘向下（附分）（见⑫），经过臀部下行（见⑬），沿大腿后外侧（见⑭），与腰部下来的支脉会合于膝关节腘窝中（委中）（见⑮），由此向下（见⑯），出于外踝后方（见⑰），至足小趾外侧端，与足少阴肾经相接（见⑱）。

主治病症

本经腧穴可主治泌尿生殖系统、神经系统、呼吸系统、循环系统、消化系统等病症，以及本经经脉所循行经过部位的其他病症，如癫痫、头痛、肺结核、肺炎、目疾、鼻病、遗尿、小便不利及下肢后侧部位的疼痛等症状。

病候

本经有了异常变动就会表现出下列病症：头重痛，眼睛要脱出，后项像被牵引，脊背痛，腰好像被折断，股关节不能弯曲，腘窝好像凝结，腓肠肌像要裂开；还可发生外踝部的气血阻逆，出现脚部厥冷、麻木等症。

脏腑联络

属膀胱，络肾，并与眼、脑、耳有联系。

足厥阴肝经解析

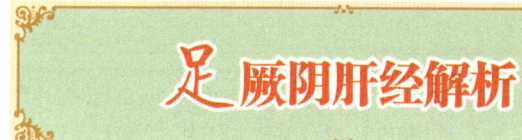

足厥阴肝经图解

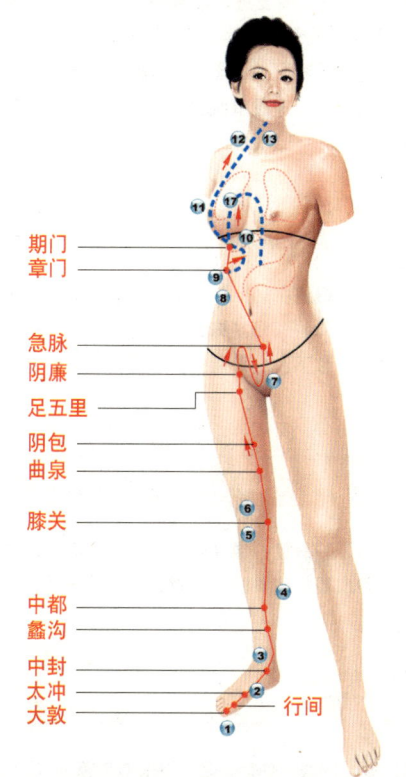

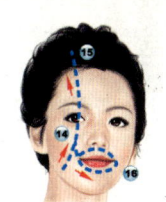

期门
章门

急脉
阴廉
足五里
阴包
曲泉
膝关

中都
蠡沟
中封
太冲
大敦

行间

23

循行路线

足厥阴肝经起于足大趾（见①），向上沿足背内侧（见②），经内踝前1寸处（见③），上行于小腿内侧，行至内踝上8寸处（见④），交出于足太阴脾经之后，沿小腿内侧正中上行，经膝关节内侧（见⑤），沿大腿内侧（见⑥）进入阴部（见⑦），环绕阴部上至少腹部（见⑧），夹胃旁过，属于肝，联络胆（见⑨），再向上通过膈肌（见⑩），分布于胁肋部（见⑪），沿气管后侧（见⑫），向上进入咽喉部（见⑬），连接"目系"（见⑭），再上行出于额部，与督脉交会于头顶（见⑮）。

"目系"的支脉：从"目系"下行经过面颊，环绕口唇之内（见⑯）。肝部的支脉：从肝分出，通过膈肌，向上流注于肺，与手太阴肺经相接（见⑰）。

主治病症

本经腧穴可主治肝胆病症、妇科疾病、神经系统病变、眼科疾病和本经经脉循行经过部位的疾病，如胸胁胀痛、胸满、呕吐、腹泻、肠鸣、痢疾、疝气、尿闭、腰痛、痛经、带下、白带增多、月经不调、妇女小腹痛等症状。

病候

本经有异常变动会表现出下列病症：腰痛得不能做前俯后仰的动作，男性可出现小肠疝气，女性可出现小腹肿胀。严重的则咽喉干涩，面部像蒙着灰尘而没有血色。

脏腑联络

属肝，络胆，并与胃、肺、咽喉、外阴、目、脑等有联系。

足少阴肾经解析

足少阴肾经图解

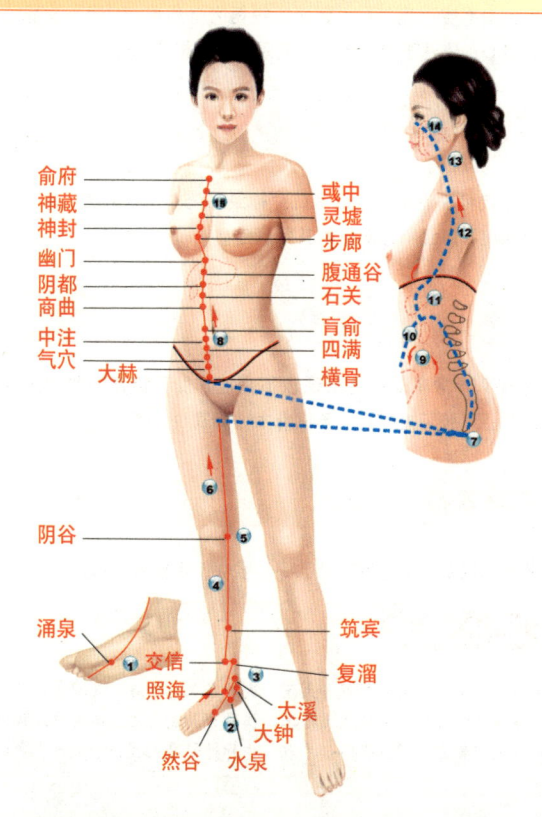

左侧穴位	右侧穴位
俞府	彧中
神藏	灵墟
神封	步廊
幽门	腹通谷
阴都	石关
商曲	肓俞
中注	四满
气穴	横骨
大赫	
阴谷	
涌泉	筑宾
交信	复溜
照海	太溪
然谷	大钟
	水泉

25

循行路线

足少阴肾经起于足小趾下面，斜走于足心（涌泉）（见①），出于舟骨粗隆的下方（见②），沿内踝后缘（见③），向上沿小腿内侧后缘（见④），到达腘窝内侧（见⑤），上行经过大腿内侧后缘（见⑥），进入脊柱内（长强），穿过脊柱（见⑦），属肾（见⑧），联络膀胱（见⑨）。

直行的脉：从肾脏上行（见⑩），穿过肝脏和膈肌（见⑪），进入肺（见⑫），沿喉咙（见⑬），到达舌根两旁（见⑭）。另一支脉：从肺中分出，联络心，流注于胸中，与手厥阴心包经相接（见⑮）。

主治病症

本经腧穴可主治泌尿生殖系统、神经系统、呼吸系统、消化系统、循环系统等病症和本经所过部位的其他病症。

病候

本经有了异常变动就会出现以下病症：肚子饿却不想吃东西，心胸痛，腰、脊、下肢无力或肌肉萎缩麻木，脚底热、痛，心烦，易惊等。

脏腑联络

属肾，络膀胱，并与肝、肺、心、喉咙、舌根有联系。

国医小课堂

少阴经穴二十七，涌泉然谷与太溪，大钟水泉与照海，复溜交信筑宾派，阴谷膝内辅骨后，以上从足至膝求，横骨大赫连气穴，四满中注肓俞脐，商曲石关阴都密，通谷幽门一寸取，步廊神封膺灵墟，神藏彧中俞府毕。

足太阴脾经解析

足太阴脾经图解

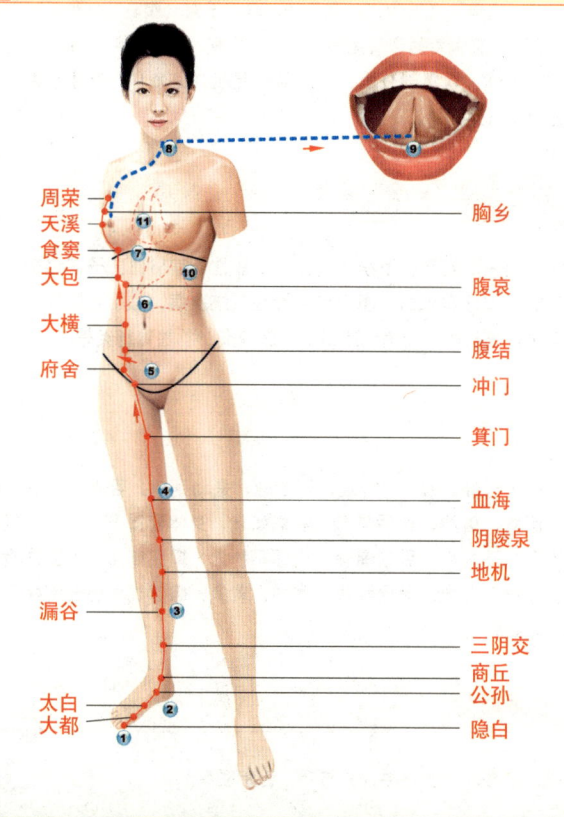

周荣
天溪
食窦
大包
大横
府舍
漏谷
太白
大都

胸乡
腹哀
腹结
冲门
箕门
血海
阴陵泉
地机
三阴交
商丘
公孙
隐白

27

循行路线

足太阴脾经从大趾末端开始（隐白）（见①），沿足大趾内侧赤白肉际（大都，足背皮肤与足掌皮肤交界处），经过足大趾本节后第一跖趾关节上行，到达内踝前面（见②），向上行至小腿内侧，沿胫骨后缘（三阴交、漏谷），与足厥阴肝经交叉，走行于肝经之前（地机、阴陵泉）（见③），向上经过膝关节和大腿内侧前缘（血海、箕门）（见④），进入腹部（冲门、府舍、腹结、大横）（见⑤）；属于脾，联络于胃（腹哀）（见⑥），通过膈肌（见⑦），夹食管两旁（见⑧），连系舌根，散布于舌下（见⑨）。

胃部的支脉：从胃部分出，向上经过膈肌（见⑩），流注心中，与手少阴心经相接（见⑪）。

主治病症

本经腧穴主治妇产科系统疾病，如功能性子宫出血、子宫痉挛；五官科系统疾病，如牙龈出血、鼻出血；神经系统疾病，如小儿惊风、癔病、晕厥；消化系统疾病，如消化道出血、腹膜炎、急性胃肠炎等。

病候

《灵枢·经脉》载："脾足太阴之脉，是动则病：舌本强，食则呕，胃脘痛，腹胀，善噫，得后与气则快然如衰，身体皆重……"。本经有异常则会出现以下病症：舌根僵硬、说话不利索、胃脘疼痛、不欲饮食、食入则呕、腹胀、心烦、大便稀烂、水肿、黄疸、膝部或大腿部疼痛僵硬、大脚趾不能动等。

脏腑联络

属脾，络胃，流注心中，并与咽、舌相联系。

第二章

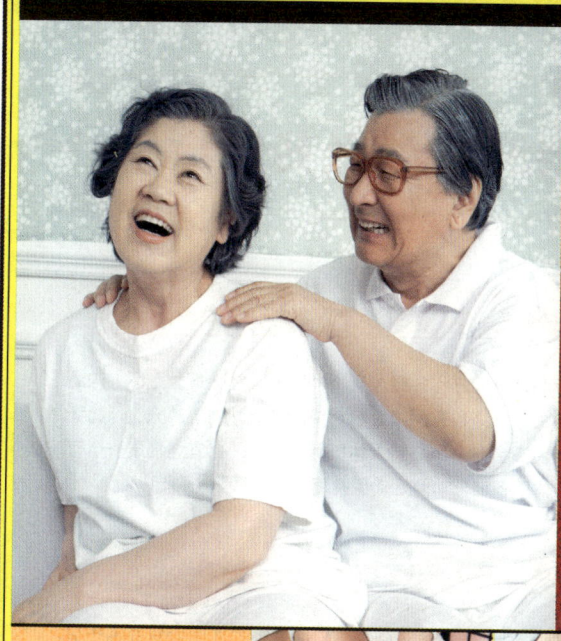

认识经穴

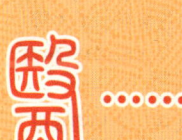

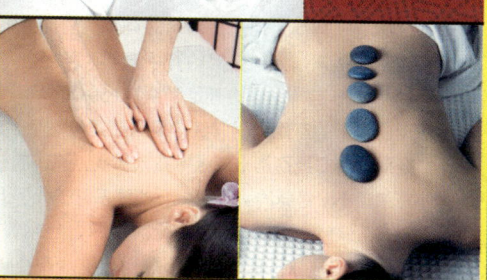

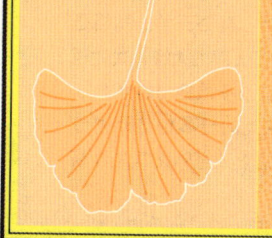

祛病养生的原理

经和络纵横交错，在人体里构成一张大网，而其上的穴位就是一个一个的网结。经穴养生强调天人相应，您将在本章了解传统医家对经络及穴位的定义、分类及其基本的治病保健作用，更重要的是，能够帮您掌握经络的作息规律，让它们更好地服务于人体健康。

经络的含义及其分类

经络的含义

经络是人体经脉和络脉的总称。经，有路径之意，经脉贯通上下、沟通内外，是经络系统的主干。络，有网络之意，络脉是经脉别出的分支，比经脉细小，纵横交错，遍布全身。经络将人体脏腑、组织、器官连接成一个有机的整体，从而使人体的各部分功能活动保持相对的协调平衡。

经络的分类

◎**十二经脉**。从胸部走向手指末端的有手太阴肺经、手厥阴心包经、手少阴心经；从手指末端走向头部的有手阳明大肠经、手少阳三焦经、手太阳小肠经；从头部走向足部的有足阳明胃经、足少阳胆经、足太阳膀胱经；从足部走向胸部的有足太阴脾经、足厥阴肝经、足少阴肾经。

◎**十二经别**。十二经别是十二经脉在人体头、胸、腹部的支脉，它们连接脏腑内外，加强十二经脉同头、面、心的联系，扩大了十二经脉的主治范围。

◎**奇经八脉**。奇经八脉是别道奇行的经脉，包括督脉、任脉、冲脉、带脉、阴维脉、阳维脉、阴跷脉、阳跷脉。这八条经脉能够沟通十二经脉之间的联系，起到统摄经脉气血、协调阴阳的作用。

◎**络脉**。络脉是人体内经脉的分支，包括别络、浮络、孙络三类。别络是较大的分支，十二经脉和任、督二脉各自别出一络，加上脾之大络，共计15条。浮络是络脉中浮行于浅表部位的分支，孙络则是络脉中最细小的分支。

◎**十二皮部和经筋**。十二皮部是以十二经脉在皮肤上的分属部分而划分的，它反映的是经脉气血在皮肤的分布。十二经筋是十二经脉之气濡养筋肉骨节的体系，其主要作用是活动关节。

穴位的含义、分类及其命名

穴位的含义

中医穴位也称"腧穴",是人体脏腑经络之气输注于体表的特殊部位。对穴位加以按摩刺激,可以达到预防和治愈疾病的目的。

穴位的分类

人体的穴位分为十四经穴、奇穴、阿是穴三大类。

◎**十四经穴**。十四经穴指归属于十二正经和任督二脉循行线上的穴位,有固定的名称、固定的位置和归经,具有主治本经病症的共同作用。

◎**奇穴**。奇穴也称"经外奇穴",是指十四经穴之外具有固定名称、位置和主治作用的穴位,与经络也有密切联系。

◎**阿是穴**。"阿是"来源于当医生按压这个穴位时,患者发出"啊"声。这类腧穴以疼痛部位或与病痛有关的压痛点、敏感点作为穴位。

穴位的命名

◎根据穴位所在的人体部位命名,如心俞、肺俞、脾俞、乳根、大椎等穴。
◎根据建筑物、街、道、市等通路、处所命名,如天井、印堂、地仓、气街、风市、水道等穴。
◎根据天文学的日、月、星、辰以及地理名称山、川、沟、泽等命名,如太白、天枢、上星、合谷、阳溪、涌泉、曲泽、小海等穴。
◎根据气血、脏腑等生理功能命名,如三阴交、阳陵泉、气海、血海等穴。

经络养生的基础原理

中华养生文明源远流长,有着数千年的历史,从《黄帝内经》开始就提出了饮食节制、七情调和、起居有常等养生方法。后世医家又进一步扩充,提出了二十四节气养生、四季养生、房事养生、经络养生等概念。

经络养生就是在中医经络理论的指导下,通过针刺、灸法、推拿按摩、气功、导引等方法,调理人体的经络系统,使气血通畅、脏腑功能协调、机体处于阴阳平衡状态,从而达到防病治病、强身益寿的目的。

经络养生的基础包括中医理论和西医理论两方面。中医认为,养生的重要原则就是天人相应,而天人相应是靠经络实现的。自然界的许多变化总是先影响经络,进而才影响机体。经络依靠体内的经气维持机体与自然界无形之气之间的某种平衡,这种平衡由体表经络上的穴位来决定,如足底涌泉穴,当人体劳累虚弱时,按压这个穴位就会感觉疼痛。

西医利用现代的科技手段一直想要找到经络的实质,但是迄今为止仍然没有取得突破性的进展。目前只是出现了四大主流学派及各自的学术主张:神经生理学派——神经传导学说,生理生化学派——体液循环学说,生物物理学派——生物场学说,整体间隙学派——结缔组织结构学说。但无论是哪个学派,都一致认为经络养生是科学的。因为经多方研究总结发现,穴位经多种方法刺激后,不但能够促进血流通畅,而且可以促进人体分泌"脑内吗啡",同时还可以增强机体的免疫功能,从而起到养生保健的作用。

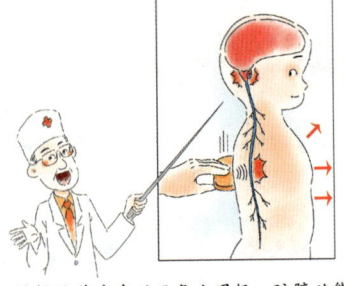

用经络养生有助于气血通畅,脏腑功能协调

经络及穴位的治病保健作用

经络的治病保健作用

◎**联络沟通、传导功能**。体表感受病邪和各种刺激,可传导至脏腑;脏腑的生理功能失常,亦可反映于体表,这些都是经络联络沟通作用的具体表现。

◎**运行气血、营养全身**。气血是人体生命活动的物质基础,经络是人体气血运行的通道,能将营养物质输布到全身各组织脏器,使脏腑组织得以补充营养,筋骨得以濡润,关节得以通利。

◎**抗御病邪、保卫机体**。营气行于脉中,卫气行于脉外。经络"行气血"而使营卫之气密布周身,在内和调于五脏,洒陈于六腑;在外抗御病邪,防止内侵。卫气充实于络脉,络脉散布于全身而密布于皮表,当外邪侵犯机体时,卫气首当其冲发挥其抗御外邪、保卫机体的屏障作用。

穴位的治病保健作用

◎**治疗近部疾病**。按摩穴位能够治疗穴位所在部位的疾病。例如后顶穴可以治疗颈部肌肉痉挛;睛明穴可以治疗眼部疾病。

◎**治疗远部疾病**。按摩穴位能够治疗本经经脉所行走的远部部位的疾病,尤其是十二经脉在四肢肘、膝关节以下的穴位。例如百会穴不仅能治疗头部疾病,还能治子宫脱垂、痔疮、脱肛、痢疾等。

◎**特殊治疗作用**。某些穴位对机体的不同状态具有双向调节作用,如按压气海、滑肉门、天枢、腹结等穴,既能治疗腹泻,又能治疗便秘。

◎**整体治疗作用**。针灸或按摩某些穴位,可对某方面病症起到整体性的调治作用,进而调治全身疾病。例如心动过速者,针灸、按摩内关穴可减慢心率;心动过缓者,针灸、按摩内关穴可加快心率。

经络也有作息规律，经穴疗法重在选对时间

人体内的十二正经并不是时刻都在运行的，而是按照一定的规律、时间开始工作，即所谓的"开穴"。中医认为，经气想要运行全身一周，需要经过12个时辰，也就是24小时。经气运行分为十二时段，每一时段即为一条经络的开穴运行时间。

子时归胆经，及时就寝

子时（23点至次日1点），胆经经气最旺。胆的生理功能是内脏胆汁帮助食物的消化代谢，如果不注意按时睡眠，会影响气血回流胆经，容易出现头晕目眩、耳鸣、失眠多梦、神经官能症等。

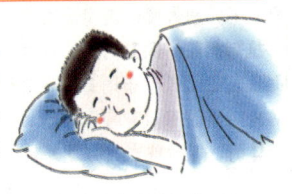

子时宜及时就寝

丑时归肝经，熟睡静卧

丑时（1~3点），足厥阴肝经气血最旺。肝藏血，即肝脏能贮藏、分配和调节全身的血液及疏导全身功能活动，使气血调和。如果肝经气血出问题，就会出现两胁肋胀痛、胸闷、胃口不佳等症状，所以说丑时宜静卧。

寅时归肺经，深睡静坐

寅时（3~5点），肺经经气最旺。这时气血由阴转阳，肺经将肝贮藏的新鲜血液输送至百脉，迎接新一天的到来。这个时间段人从静变动，是转化的过程，这就需要有一个深度的睡眠。

卯时归大肠经，排除宿便

卯时（5～7点），大肠经经气最旺。大肠运送、排泄废物，如果饮食失调、误食不净食物或其他脏腑失调，就容易出现口干舌燥、腹胀腹痛、便秘等症状。因此，最好养成每天早起后排便的习惯，避免宿便产生。

辰时归胃经，早餐要吃好

辰时（7～9点），胃经经气最旺。胃主收纳，腐熟水谷，以助消化。这两个小时是吃早餐的最佳时间段，此时是阳气最足的时候，进食的早餐最易被消化、吸收、代谢、利用，提供一天所需热量。

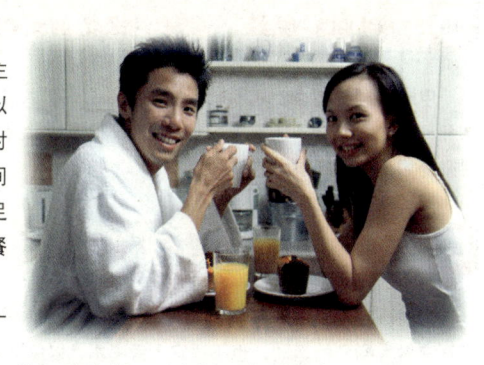

早餐不仅要吃好，还应在7～9点之间进食，以助消化

巳时归脾经，按摩调气血

巳时（9～11点），脾经经气最旺，有利于吸收营养、生血。吃过早餐后，9～11点需要依靠脾胃的运化。如果脾的功能好，消化吸收好，则气血充足，白天工作干劲十足。

午时归心经，调养休息

午时（11～13点），心经经气最旺。心主血脉，有利于周身血液循环；心火生胃土，有利于消化；同时心主血脉和神志，应该调养休息。人在午时能小憩片刻，对于养心大有好处，可使下午至晚上精力充沛。

未时归小肠经，进食高质量的午餐

未时（13～15点），小肠经经气最旺。小肠经当令的未时是吸收营养的最佳时刻。所以午餐最好在未时进行，午餐一定要吃好，饮食的营养价值要高、精、丰富。

申时归膀胱经，学习、记忆的好时机

申时（15～17点），膀胱经经气最旺。此时大脑气血充盈，人的记忆力和判断力都很强，正是学习、记忆的好时机。上午我们学到的知识，此时来复习，会收到很好的效果。

酉时归肾经，贮藏精华的阶段

酉时（17～19点），肾经经气最旺，此时进入贮藏精华的阶段。所以不适宜做太剧烈的运动，也不适宜大量喝水，以免增加肾脏的负担。

戌时归心包经，开心进食晚餐

戌时（19～21点），心包经经气最旺。心的力量再次增强，心火生胃土，有利于消化，为晚餐时间。此时要保持心情愉快，可以与家人或朋友一起聊天或共进晚餐，但晚餐不宜吃得过腻、过多。

亥时归三焦经，入睡良时

亥时（21～23点）阴气更重，阳气更弱。此时是入睡的最佳时期，睡前要少喝水。另外，亥时是人体进入到男女阴阳和合的时期，适于房事。

第三章 祛病养生的常见经穴疗法

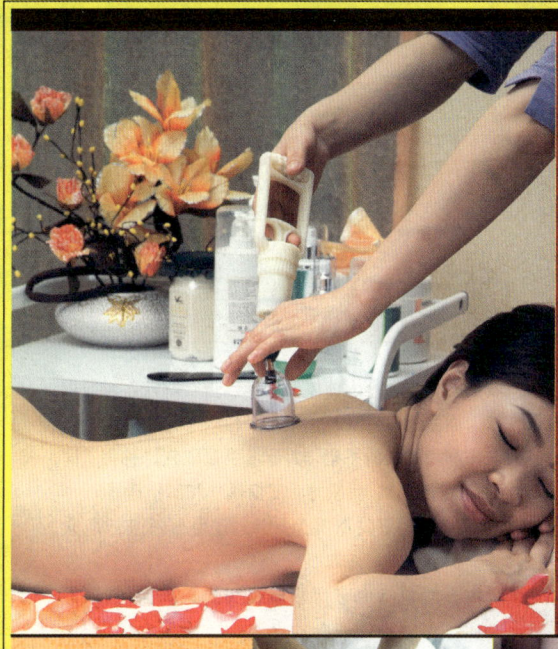

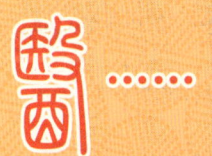

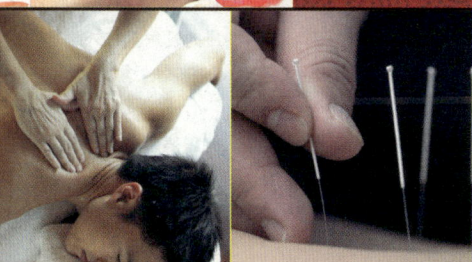

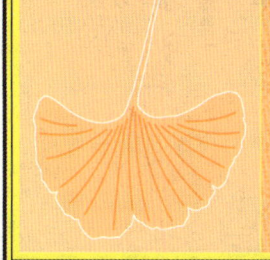

在中医经络理论的指导下，我们可以通过按摩、针灸、拔罐、刮痧这四种常见的经穴疗法调理人体的经络系统，使气血通畅，脏腑功能协调。本章我们将简易明了地介绍这几种疗法的手法定位、惯常使用的工具以及操作手法等，以便读者自行治疗相关疾病。

按摩——身手合一的自然疗法

按摩的取穴方法

在进行按摩治疗时,我们既可以根据人体体表的标志进行取穴,也可以根据手指的尺寸定位取穴。下面我们主要说一下根据手指尺寸定位取穴的方法,即"同身寸"法。以被按摩者本人的手指作为标准度量取穴,称为"同身寸",它分为拇指横寸、中指同身寸、目横寸、三指横寸和四指横寸。

◎**拇指横寸**。被按摩者本人的拇指横向宽度为1寸,适用于四肢部取穴(见图①)。

◎**中指同身寸**。被按摩者本人的中指中节两侧横纹头的距离为1寸(见图②)。

◎**目横寸**。被按摩者本人的目内眦角至目外眦角的距离为1寸。

◎**三指横寸**。被按摩者本人的中指、食指、无名指并起来,其中间宽度为2寸(见图③)。

◎**四指横寸**。被按摩者本人的食指、中指、无名指、小指并起来,其中间宽度为3寸(见图④)。

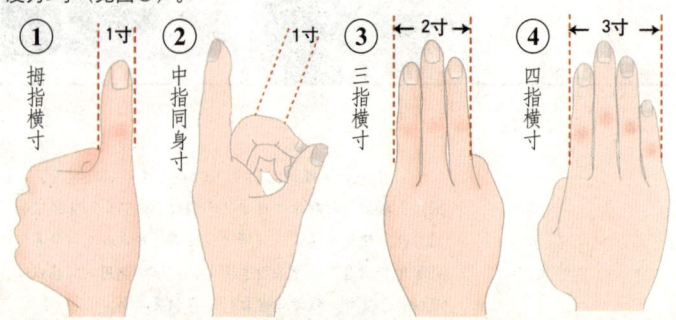

① 拇指横寸 1寸
② 中指同身寸 1寸
③ 三指横寸 ←2寸→
④ 四指横寸 ←3寸→

惯常使用的按摩姿势

互相按摩时的常用姿势

在家庭中两个人可以互相按摩,被按摩者可以选择正坐、跪坐、仰卧、俯卧等姿势,按摩者要采取方便按摩的姿势,如站立或屈膝跪坐在旁边(见图⑤⑥⑦⑧)。

按摩者在进行按摩时要掌握各种按摩方法,如按压各穴位时,伸直双臂,除用手指或掌心施压外,还可借助自身重力的作用施压。

自我按摩时的常用姿势

自我按摩时,一般头面部、颈部、胸腹部、上肢、下肢的穴位比较容易按摩,根据需要分别用双手手指指腹或指尖按摩即可。但是腰背部的穴位操作起来较难。下面介绍几种腰背部的按摩姿势:

◎取跪坐位,头颈尽量后仰,双手握拳,用拳头上突出的关节按压腰背部穴位(见图⑨)。

◎取跪坐位,腰部挺直,双手叉腰,拇指在后,其余四指在前,用拇指指腹按揉腰部穴位(见图⑩)。

◎仰卧或坐在有椅背的椅子上,双手握拳,用拳头上突出的关节对准腰背部穴位,利用自身的体重向下施压(见图⑪)。

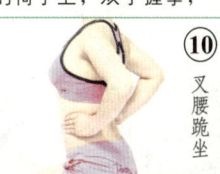

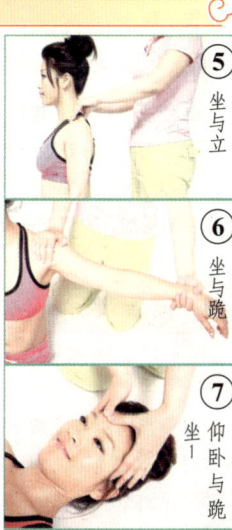

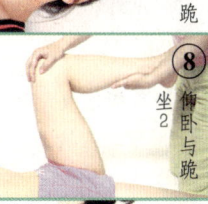

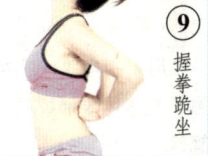

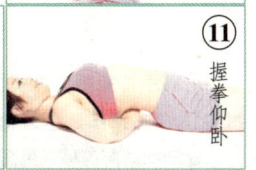

⑤ 坐与立

⑥ 坐与跪

⑦ 仰卧与跪 坐1

⑧ 仰卧与跪 坐2

⑨ 握拳跪坐

⑩ 叉腰跪坐

⑪ 握拳仰卧

◎利用小道具按摩腰背部穴位，如浴刷、热水袋、按摩棒、树木、圆珠笔、筷子等。

教你巧妙掌握按摩方法

自我按摩时要注意按摩方法。用手指按压时，可一边呼气一边默数"1、2、3"，随着数字的增加，力度也要逐渐增加。"1"用力稍轻；"2"用力适中；"3"用力稍重。然后一边吸气一边默数"4、5、6"，随着数字的增加，力度要逐渐减小。

惯常使用的按摩手法

按法

用手指指腹或手掌掌面着力于治疗部位或穴位上，逐渐用力下按，按而留之，不捻动（见图⑫）。

⑫ 指腹按法

推法

用手指指腹、手掌或拳面着力于人体一定部位或穴位上，用力向一定方向推动（见图⑬）。

⑬ 掌平推法

揉法

用手指指腹、手掌鱼际部或手掌掌面吸附于身体体表部位或穴位上，轻柔缓和地回旋揉动（见图⑭）。

⑭ 掌揉法

捏脊法

用双手拇指桡侧面顶住脊柱两侧皮肤，用食指、中指按压，且必须与拇指同时用力，逐渐捻动向前移（见图⑮）。

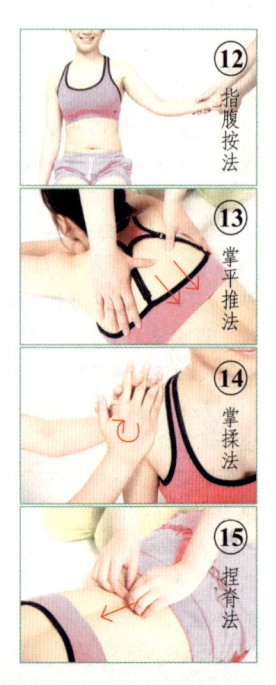

⑮ 捏脊法

□ 啄法

手指自然屈曲呈爪状或聚拢呈梅花状，用腕部上下屈伸摆动带动指端着力，垂直于按摩部位，呈鸡啄米状的手法（见图⑯）。

□ 点法

以屈曲的指间关节突起部位为着力点，按压于某一治疗点上，称为点法（见图⑰）。

□ 摩法

将手掌掌面或手指指面轻放于体表治疗部位，以一点为中心，做环形的、有节律的摩动，称为摩法（见图⑱）。

□ 叩法

用拳背、掌根、掌侧小鱼际、指尖或桑枝棒叩击体表，也称击打法（见图⑲）。

□ 掐法

用拇指、中指或食指在身体某个部位或穴位上做深入且持续的掐压。另与掐法近似的一种指切法，是用一手或两手拇指做一排排轻巧而密集的掐压，边掐边向前推进（见图⑳）。

□ 擦法

用手指或手掌在皮肤上来回摩擦（见图㉑）。

□ 拍捶法

五指并拢，掌指关节微屈，用虚掌拍打；或者五指并拢，用手掌尺侧（靠近小手指那侧）拍打身体某一部位的方法，称为拍法。用空心拳或拳侧面捶击身体某一部位的方法，称为捶法。

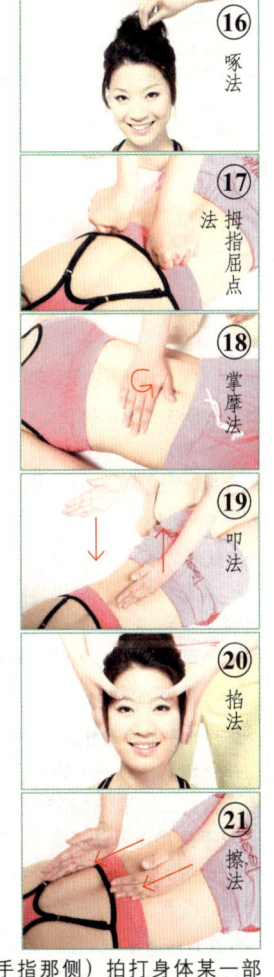

针灸——疏通经络的传统疗法

针刺的运针手法

一般来说,头面部皮薄肉少的地方,应选较短较细的毫针(如0.5寸长,30~32号针);而皮厚肉多的躯干、四肢部腧穴,则应选较长较粗的毫针(如1.5~2.0寸长,28~30号针)。

>> 选择适当的体位

针刺前必须选择适当的体位,以既有利于腧穴正确定位,又便于针刺施术操作和较长时间留针而不致疲劳为原则。

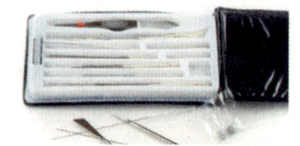

>> 做好消毒工作

消毒包括针具消毒、腧穴部皮肤消毒和施术手指消毒。毫针的消毒可在浓度为75%的酒精内浸泡30~60分钟。腧穴部皮肤用浓度为75%的酒精棉球擦拭。施术者的手,先用肥皂水洗刷干净,再用酒精棉球涂擦。

针具

>> 两种常用的进针法

◎**单手进针法**:右手的拇指和食指拿针,中指指端紧靠穴位,指腹抵住针身下段,当拇指和食指向下用力按压时,中指随即屈曲,将针刺入皮下。

◎**双手夹持进针法**:左手拇指、食指捏住针身下段,露出针尖,右手拇指、食指夹持针柄,将针头对准穴位,在接近皮肤时,双手配合,迅速把针刺入皮下。

>> 针刺的角度

◎**直刺**:针身与皮肤呈90°垂直刺入,适用于肌肉丰厚处的穴位。
◎**斜刺**:针身与皮肤约呈45°倾斜刺入,适用于不能深刺或不宜深刺的腧穴。

◎**平刺**：针身与皮肤呈15°~20°沿皮刺入，适用于皮肉浅薄处的穴位。

>> *基本的行针手法*

◎**提插法**：针尖进入一定深度后，将针从浅层插到深层，再由深层提到浅层，反复地提插。

◎**捻转法**：针尖进入一定深度后，进行前后、左右的行针动作，反复多次。

>> *"针感"*

进针后施以一定的行针手法，使针刺部位产生经气的感应，这种针下的感应叫作"得气"，现代称为"针感"。产生针感时，针下有沉重紧涩的感觉，在针刺部位有酸、胀、重、麻感。

>> *出针的方法*

出针时先以左手拇指和食指用消毒干棉球按于针孔周围，右手持针做轻微捻转并慢慢提至皮下，然后退出。出针后须用消毒干棉球压迫针孔片刻，以防出血。

艾灸疗法

常用的艾制品

◎**艾炷**：艾炷是将纯净的艾绒用手搓捏成圆锥体，常用于艾炷灸。施灸时，每燃尽1个艾炷，称为1壮。

◎**艾条**：艾条又名艾卷，是用艾绒卷成的圆柱形长条。

◎**药艾条**：常用药艾条取肉桂、干姜、木香、独活、细辛、白芷、雄黄、苍术、没药、乳香、川椒各等份，研成细末。

艾灸法的分类

>> *艾炷灸法*

艾炷灸法分为直接灸法和间接灸法。

◎**直接灸法**：是将大小适宜的艾炷直接放在皮肤上施灸的方法(见图①)。

◎**间接灸法**：即在艾炷与皮肤之间隔垫上某种

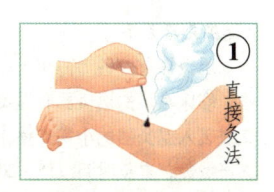

① 直接灸法

物品而施灸的一种方法(见图②)。

>>**艾条灸法**

艾条灸法是将艾条一端点燃，对准穴位或患处施灸的一种方法。艾条灸法可分为悬起灸法和实按灸法两种方式。

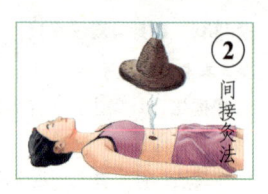

◎**悬起灸法**：施灸时将艾条悬放在距离穴位一定高度上进行熏烤，不使艾条点燃端直接接触皮肤，称为悬起灸法。悬起灸法根据实际操作方法的不同，分为温和灸、雀啄灸和回旋灸。

1.温和灸：施灸时将艾条的一端点燃，对准应灸的穴位或患处，距离皮肤2～3厘米，进行熏烤。

2.雀啄灸：施灸时，艾条点燃的一端与施灸部位的皮肤并不固定在一定距离，而是像鸟雀啄食一样，一上一下活动施灸。一般每穴灸5～10分钟。一般认为，温和灸偏于补，雀啄灸偏于泻。

3.回旋灸：施灸时，艾条点燃的一端与施灸部位的皮肤虽然保持一定的距离，但不固定，而是向左右方向移动或反复旋转地施灸。皮肤有温热感而不至于灼痛。一般每穴灸10～15分钟。移动范围在直径3厘米左右。

◎**实按灸法**：将点燃的艾条隔着数层棉布或棉纸实按在穴位上，使热气透入皮肉深部，火灭热减后重新点火按灸(见图③)。

>>**温针灸法**

温针灸法是针刺与艾灸结合应用的一种方法。操作方法是，将针刺入穴位，得气后并给予适当补泻手法而留针，再将纯净细软的艾绒捏在针尾上或用一段长约2厘米的艾条插在针柄上，点燃施灸。待艾绒或艾条燃尽后，除去灰烬，将针取出。

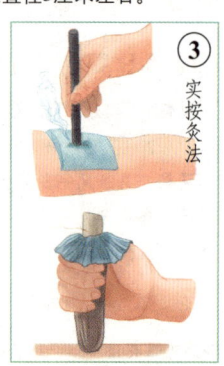

>>**温灸器灸法**

温灸器是一种专门用于施灸的器具，用温灸器施灸的方法称为温灸器灸法，临床常用的温灸器有温灸盒和温灸筒。施灸时，将纯艾绒或加掺药物的艾绒装入温灸器的小筒点燃，将温灸器的盖扣好，然后置于穴位或应灸部位进行熨灸。熨灸时间以15～20分钟为宜，直至所灸部位的皮肤红润。

拔罐——温经散寒的治疗方法

常用的拔罐罐具及其辅助用具

□ 常用的几种拔罐罐具

>> 陶罐

陶罐一般是用陶土烧制而成的,罐的两端比较小,中间略大,形如鼓状,底比较平,依据口径大小,其型号也各不相同。

>> 玻璃罐

玻璃罐是用耐热的玻璃加工制作而成的,形状如球,罐口平滑,包括大、中、小三种型号。玻璃罐的优点是质地透明,使用时可以直接且清楚地观察到罐内皮肤的充血、瘀血等变化,以更好地掌握拔罐治疗的程度。但是使用时要格外小心,以免罐体破碎。

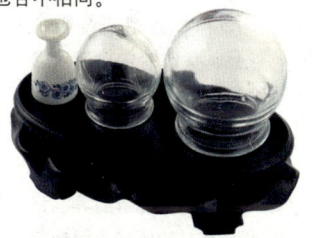

玻璃罐是常用的拔罐工具,形如球状,分大、中、小三种型号;日常用的陶瓷酒杯也是好用的拔罐工具。

>> 抽气罐

抽气罐的优点是可以避免烫伤,操作方法简单;但缺点是缺乏火罐的温热刺激。抽气罐一般包括连体式与分体式两种,按照功用,则可分为注射器抽气罐、橡皮排气球抽气罐、电动抽气罐和空气唧筒抽气罐等。

>> 多功能罐

多功能罐的设计结构不同,功能和种类也都各不相同。有些多功能罐附有凹斗,可以依据治疗需要放入所需的药液或药末,施治时药物可慢慢敷布于治疗部位,从而提高疗效。有些多功能罐,主要结构是用橡胶压制而成的,具有一定的弹性,同时罐内顶部有一个与罐体连为一体的圆形小杯，杯内装有一块特别的永磁体。

>>竹罐

竹罐多用直径3~5厘米且坚固无损的竹子制成。其优点是取材方便、制作简单、价格低廉、不易摔碎、适宜药煮；其缺点是易燥裂、易漏气、吸着力小。

拔罐的几大辅助工具

>>燃料

酒精是拔罐过程中经常要用的燃料。拔罐时，一般要选用浓度为75%~95%的酒精，如果身边没有酒精，可用度数稍高的白酒代替。

>>消毒清洁用品

拔罐前要准备一些消毒清洁用品对器具和拔罐部位进行消毒，如棉签或酒精脱脂棉球；此外，拔罐时还可用以燃火、排气。

>>润滑剂

常用的润滑剂一般包括凡士林、植物油、石蜡油等。还有一些润滑剂是具有药用疗效的，如红花油、松节油、按摩乳等，具有活血止痛、消毒杀菌的功效。

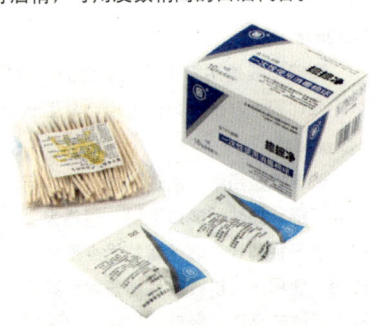

棉签和酒精脱脂棉球是拔罐常用的清洁用品，多用以清洁皮肤和罐具。

>>针具

在拔罐治疗的过程中，有时会用到针罐、刺血罐、抽气罐，所以，操作者还需要备用三棱针、皮肤针、注射器、针头小眉刀、粗毫针、陶瓷片、滚刺筒等针具。其中，最常用的就是三棱针和皮肤针。

拔罐的几种操作方法

拔罐的方法多种多样，按照排出罐内的空气介质，可分为火罐法、水罐法、抽气罐法等；按照拔罐的方式，可以分为走罐法、闪罐法、留罐法、刺络拔罐法、药罐法等。

按排出罐内的空气介质分类

>> 火罐法

火罐法又叫拔火罐，是拔罐操作方法中较为常见的一种，主要是利用燃烧时火焰的热力排出罐内的空气，从而形成负压，然后将罐吸附在皮肤上。其中常用的排气方法有闪火法、投火法、贴棉法等。

◎**闪火法**：本法特别经济实用，深受患者喜爱。一般先用稍粗的铁丝，一头缠绕石棉绳或线带，做好酒精棒。将酒精棒蘸取浓度为95%的酒精，用酒精灯或蜡烛点燃，将带有火焰的酒精棒一头往罐底一闪，使罐内产生负压，马上撤出，并且迅速将火罐扣在应拔的部位上，即可吸住（见图①）。

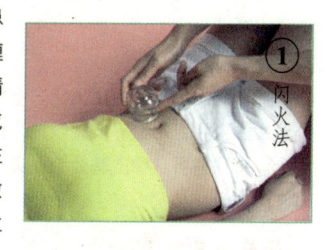

◎**投火法**：本法适用于侧面横拔部位。操作者首先用酒精棉球或纸片，点燃后投入罐内，趁火力达到最旺时，迅速将火罐扣在应拔的部位上，随即就可吸住。这种方法吸附力很强，但由于罐内有燃烧物质，火球一旦落下很容易烫伤皮肤。因此，通常情况下，为了避免烫伤，应将薄纸卷成纸卷、纸条，待燃烧到1/3时，便投入罐里，将火罐迅速扣在选定的治疗部位上。

◎**贴棉法**：本法适用于侧面横拔部位。首先取用0.5～1厘米的脱脂棉一小块，将其四周拉薄，然后蘸取少量酒精，并压平贴在罐内壁中下段或罐底；最后用火柴点燃后，将罐子迅速扣在选定的部位上。该法操作比较简单，但需要注意棉花蘸取酒精不宜过多，否则燃烧的酒精滴下时，容易烫伤皮肤。

>> 水罐法

水罐法是利用热水使罐内温度升高，形成负压，从而使罐吸附在皮肤上的拔罐治疗方法。根据用水的方式不同，该法可以分为水煮法和蒸汽法。

◎**水煮法**：首先，将竹罐放在沸水中煮1~3分钟；然后，用消毒筷子或镊子将罐口朝下夹出来，口向下把水甩干净，迅速投入另一手持的毛巾中，把水吸干，然后立即扣在需要治疗的部位上，即可吸附于皮肤之上。扣罐之后，要把竹罐扣压在皮肤约半分钟，待其吸牢。

◎**蒸汽法**：蒸汽法就是利用水蒸气熏蒸竹罐，将其内部的气体排出来的方法。首先，要先将水壶内的水煮沸，水最好不要太多，通常不宜超过半壶；同时在壶嘴处用硬质橡胶管连接，使水蒸气从壶嘴喷出。然后用竹罐口对准喷气口1~2分钟，随即扣在需要治疗的部位上，用手扣压半分钟，待其吸牢即可。

>>**抽气罐法**

抽气罐法是指直接抽出罐内空气，使罐内形成负压的拔罐方法。抽气罐一般由注射用青霉素等药瓶制成。操作时，先将抽气罐紧扣在需要治疗的穴位上，将注射器从橡皮塞处刺入罐内，抽出罐内的空气，产生负压，从而吸附在皮肤上。

按拔罐的方式分类

>>**走罐法**

走罐法是指在罐被皮肤吸住后，在涂上介质而光滑的条件下反复推拉移动罐具，以扩大施治面积的拔罐方法。走罐法所使用罐具的罐口必须十分光滑，同时在操作前要先在所拔部位的皮肤或罐口上涂上一层凡士林、润滑油等介质，以免拉伤皮肤（见图②）。

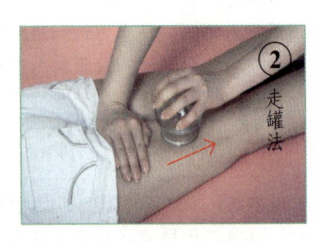

>>**刺络罐法**

刺络罐法是指用三棱针或梅花针等针头刺破穴位或患病表皮皮肤显露的小血管，当其出血，然后立刻拔罐，也可采用先拔罐后刺血的方式。

>>**药罐法**

药罐法是指在拔罐前或拔罐后配合外用药物的一种拔罐方法。根据用药途径的不同，该法可分为药煮罐、药蒸气罐、药酒火罐、贮药罐、涂药罐、药面垫罐及药走罐等。

刮痧——祛瘀活血的治疗方法

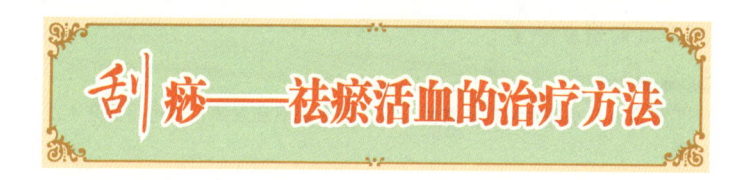

常用的刮痧工具及介质

□ 常用的刮痧工具

>>**水牛角刮痧板**

水牛角制成的刮痧板在几何形状上,常做成不同的边、弯、角及不同厚薄。将其施于人体,不但对各部位具有显著治疗效果,还避免了金属类器具所造成的疼痛、皮肤损伤。

>>**硬币**

取材方便快捷,分为铜质和铝质两种,一般要选取边缘较厚且没有残缺的大铜钱或铜板。

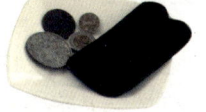

硬币、刮痧板

>>**瓷器**

一般选用边缘较厚且光滑的无破损的碗、瓷酒杯、瓷汤匙等作为刮痧工具。用其边缘,边蘸水或植物油,边在患者身体的特定部位上刮抹,以刮出紫黑色的痧点为止。

>>**棉纱线、头发**

将适量的棉纱线或头发捏成一团,蘸取适量的植物油或润滑剂从上至下刮擦。

>>**药匙**

此用具在医院的药房里最为常见,也是较理想的刮痧工具。

>>**有机玻璃纽扣**

有机玻璃纽扣是现代较为常用的一种刮痧工具。它取材方便、清洁消毒处理容易。一般情况下,应该选用边缘光滑、较大的纽扣,便于捏拿。

49

常用的刮痧介质

▶▶水剂

家用凉开水即为刮痧的常用介质,如果患者在发热,也可用温开水或白酒。

▶▶油剂

油剂主要指常用香油或其他植物油。天然植物油经提炼、浓缩调配而成,具有活血化瘀、促进血液循环、扩张毛细血管、促进出痧等功效。

刮痧的操作手法

持具操作的方法

持具操作的方法主要包括刮痧法、挑痧法和放痧法等。

▶▶刮痧法

刮痧法根据应用不同,分为直接刮痧法和间接刮痧法。

◎ **直接刮痧法**:用刮具直接接触患者皮肤,在体表的特定部位反复进行刮拭,直至皮下呈现紫红色的痧痕或痧点为宜。

◎ **间接刮痧法**:先在患者将要刮拭的部位放一层薄布,再用刮痧工具在布上刮拭。此法可以保护皮肤,适用于儿童及年老体弱、高热、中枢神经系统感染、抽搐等患者(见图①)。

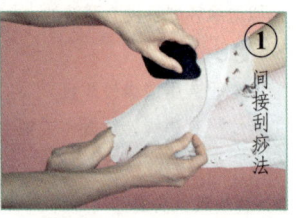

① 间接刮痧法

▶▶挑痧法

挑痧法也称挑痧疗法,是指用针刺挑患者体表的一定部位,以治疗疾病的方法,通常用于治疗暗痧、宿痧、郁痧、闷痧等病症。其操作方法是:先用酒精棉球消毒针具和要被挑刺的部位;然后在挑刺的部位上,用左手捏起皮肉,右手持针,对准皮下有青筋的地方,轻快地刺入并向外挑;挑破皮肤0.2~0.3厘米后,再深入皮下,挑断皮下白色纤维组织或青筋;每个部位挑3下后,随即用双手挤出暗紫色的瘀血,反复5~6次;最后用消毒棉球擦净瘀血,敷上纱布,最好用胶布固定。

>> **放痧法**

放痧法又称刺络疗法或刺血疗法，它与挑痧法基本相似，但此法刺激性更强烈，多用于发热及重症患者急救，可有效治疗各种重症痧病和痧毒瘀积阻滞经脉的病症等。其操作方法是：用消毒好的三棱针、皮肤针等快速点刺皮肤血脉，放出毒痧以治疗疾病。

徒手操作的方法

徒手操作的方法主要包括揪痧法、扯痧法、挤痧法、拍痧法、点揉法等。

>> **揪痧法**

揪痧法的具体操作方法为：操作者五指屈曲，用食指和中指的第二指节对准揪痧部位（也可用拇指和食指对捏揪痧部位），把皮肤与肌肉挟起，然后瞬间用力向外滑动再松开，这样一挟一放，反复进行，并连连发出"巴巴"的声响。同一部位可连续操作6~7次，至被挟起部位的皮肤出现痧痕为宜（见图②）。

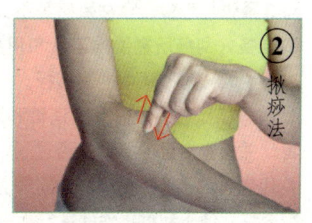

② 揪痧法

>> **扯痧法**

扯痧法是操作者用大拇指与食指用力扯提患者需要扯痧的部位，使毛细血管破裂，至出现暗紫色的痧点为止的手法。

>> **挤痧法**

挤痧法指操作者用双手食指、拇指或单手食指、拇指，在治疗部位用力挤压，至出现紫红色的痧斑为止（见图③）。

③ 挤痧法

>> **拍痧法**

拍痧法是用虚掌拍打或用刮痧板拍打体表需要治疗的部位，适用于痛痒、胀麻的部位。进行刮痧时，首先手持刮痧板，蘸上润滑剂；然后在患者体表的特定部位朝同一个方向进行刮拭和拍动，至皮下出现痧痕为止。

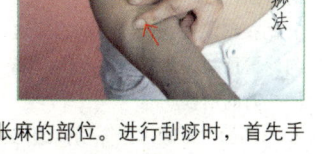

>> **点揉法**

点揉法是指用手指在人体需要治疗的部位或穴位上进行点压，同时做画圈或旋转的揉动,主要用于头面部、腹部、肢体关节部及手足部等。其操作手法为:操作者用拇指、食指、中指指端按压在施治穴位或部位上,用力施压在人体皮肤和穴位上,由轻到重,灵活揉动,持续3~5分钟,以患者感觉酸胀和皮肤微红为度。

刮痧的操作程序

1. 在刮痧前,要和患者进行交流沟通,向患者介绍刮痧的基本常识,以消除其紧张、恐惧、精神敏感等不良情绪。
2. 准备好刮痧所需要的工具和用品。通常情况下,刮痧要选择边缘光滑、边角钝圆、薄厚适中的刮痧板。
3. 刮痧操作者要做好个人消毒和清洁的工作。用香皂清洁或用医用酒精消毒,并检查自己的指甲是否过长,以免刮伤患者的皮肤。
4. 让患者自己选择一个刮痧的合适体位,并使患者和操作者的位置都能相互配合好,便于刮痧操作的进行。一般来说,刮痧适宜选取坐位,要用有靠背的椅子。对于腰背部的刮痧操作,男士要面向椅背骑坐,女士要侧坐;对于胸腹部、上肢及下肢前侧的刮痧操作,就要取正坐位;如果是刮下肢后侧,就要采取双手扶靠椅背的站立姿势;对于病情严重或体力衰弱的虚证患者,可采取卧位,也可根据刮拭部位的需要取仰卧、俯卧或侧卧位。
5. 涂抹刮痧润滑剂。患者暴露所刮拭的部位,在刮拭的经络穴位处涂刮痧润滑剂。使用活血润肤脂时,可从管口中挤出少量涂抹在被刮拭部位,用刮痧板涂匀即可。
6. 刮拭时要注意,先用刮痧板边缘将滴在皮肤上的刮痧润滑剂自下而上涂匀,再用刮板薄面约1寸宽的边缘,沿经络部位自上而下或由内向外多次向同一方向刮拭。
7. 刮痧的一般顺序是先刮头颈部、背部,再刮胸腹部,最后刮四肢和关节等部位,关节部位按照结构,采用点揉和挤压的方法。刮拭的方向一般是自上而下、由内而外。
8. 刮痧完毕后,要擦干患者身上的水渍和油渍,并嘱咐患者穿好衣服、适当休息、及时补充一些糖水或白开水,使患者身心彻底得到治疗和放松。

第四章 常见病经络调理全方略

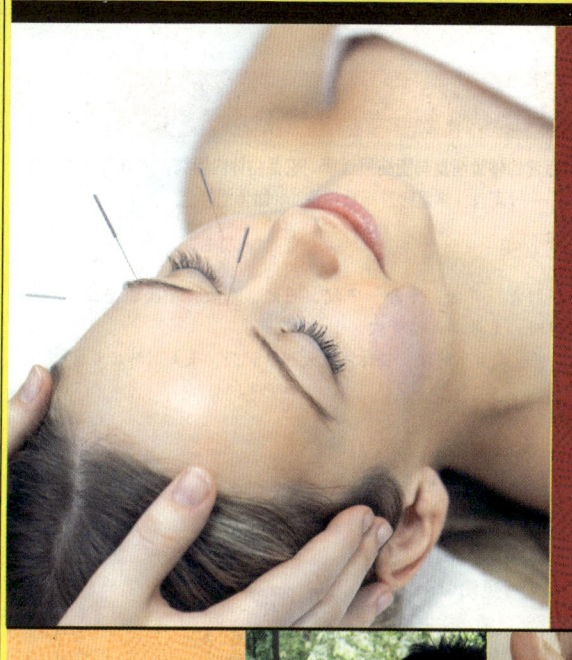

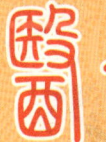

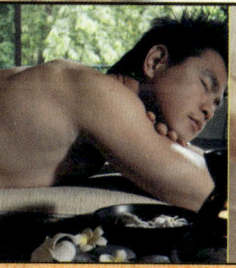

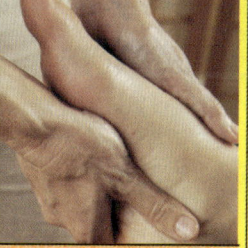

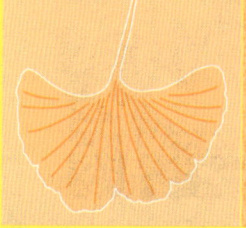

医囡……

俗话说,"好人也有三分病,世间没有无病人"。我们在本章列举了39种常见的疾病,以按摩疗法为主,针灸、拔罐、刮痧疗法为辅,向大家一一展示了这些常见疗法作用于特效穴位及其所在的经络在疾病治愈方面的显著功效。

肥胖症

肥胖症是指一定程度的体重超重与脂肪层过厚，它是由体内脂肪，尤其是甘油三酯积聚过多导致的。一般而言，体重超过标准体重20%即为肥胖症。

特效穴位及经络

特效穴位：足三里、脾俞、胃俞、肾俞、中脘、关元、列缺、丰隆、梁丘、三阴交、大肠俞、神阙、气海、天枢等穴。

特效经络：足阳明胃经、足太阴脾经、任脉、足太阳膀胱经、手太阴肺经等。

按摩疗法

1. **按足三里**：用拇指按压足三里穴1分钟，每按压十几秒需放松一下再按压；指压后用手顺时针按揉穴位1分钟，左右两腿交替进行。
2. **平腹**：两手指并拢，自然伸直，左手掌置于右手指指背上，右手指平贴腹部关元、中脘、天枢穴，用力向前推按，继而左掌用力向后压，一推一回，由上而下慢慢移动（见图①）。
3. **收腰**：双手置于腰部两侧，指尖朝向一侧，相对推挤腹部脂肪，顺势向相反方向挤压。

拔罐疗法

用玻璃罐在胃俞、大肠俞、神阙、气海、足三里、丰隆、三阴交等穴位拔罐，直到皮肤出现红紫色瘀点，拔罐30~40分钟就可以了。如果用背部排罐疗法，可选取背腰部脊柱两侧，从上至下拔罐，留罐30~40分钟（见图②）。

刮痧疗法

患者采用合适的体位，操作者用瓷汤匙在特定穴位上进行刮拭：先刮脾俞、胃俞、肾俞；再点揉中脘、关元、列缺；最后刮丰隆、梁丘、三阴交（见图③）。

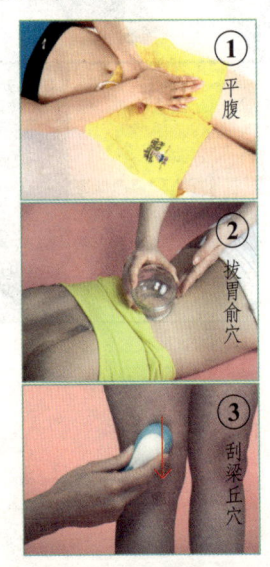

① 平腹

② 拔胃俞穴

③ 刮梁丘穴

高血压

高血压是一种以体循环动脉收缩压或舒张压升高为特征的临床综合征。大多数高血压患者有头痛、头晕、失眠、烦躁、易疲劳、手指麻木和僵硬等症状。

特效穴位及经络

特效穴位： 太阳、攒竹、内关、百会、天柱、风池、肩井、大椎、肝俞、心俞、肾俞、曲池、足三里等穴。

特效经络： 督脉、手阳明大肠经、足少阳胆经、足太阳膀胱经、足阳明胃经等。

按摩疗法

1. 用双手拇指指腹按揉太阳、攒竹、百会穴，每穴每次各2分钟（见图①）。
2. 用按摩棒按压、摩擦风池、曲池、内关穴，每穴每次各2分钟（见图②）。
3. 将双手五指分开成爪形，由前发际向后发际抹动，如十指梳头状，反复30次，或者用木梳代替手指。
4. 用拇指和食指捏住耳郭，从上向下按揉，左右各50次（见图③）。

拔罐疗法

1. **酒精闪火拔罐：** 先用镊子夹住一小团棉球，蘸上浓度为95%的酒精（但不能太多，以湿润为度），左手握住罐体，罐口朝右下方，之后把燃着的棉球伸入罐内燃烧1～2秒，快速取出，左手迅速把罐体吸附在足三里等穴位上（见图④）。
2. **隔饼拔罐：** 取面粉10克，用水搅和成面团，捏成比罐口大的圆薄饼，贴到皮肤上；之后将燃烧的纸团迅速丢进罐内，立即把罐盖在面饼上，这样吸附力更大。

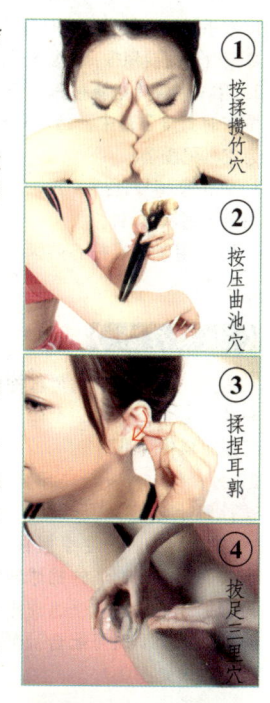

① 按揉攒竹穴
② 按压曲池穴
③ 揉捏耳郭
④ 拔足三里穴

心脏疾病

心脏疾病广义上可理解为心血管疾病，包括心脏和血管疾患，其中尤以高血压、脑卒中和冠心病为甚。临床上，心脏疾病的症状主要包括胸痛、气促、乏力、心悸、头晕目眩、晕厥等。

特效穴位及经络

特效穴位： 极泉、天柱、心俞、厥阴俞、内关、督俞、至阳、灵台、神道等穴。

特效经络： 督脉、手厥阴心包经、手少阴心经、足太阳膀胱经等。

按摩疗法

1. 双手互相摩擦发热，然后呈环形摩擦胸部，摩擦时用力要稍重，反复50次（见图①）。
2. 用右手食指指腹按压左侧腋窝下极泉穴，按压时力度要适中，每次5分钟，至感到麻木为宜（见图②）。
3. 用按摩棒或手揉内关穴，注意按揉时用力要稍重，每次2分钟。
4. 睡前用掌心轻拍心前区40次，可预防冠心病发作。

① 摩擦胸部

② 按压极泉穴

拔罐疗法

1. **拔气罐疗法：** 用负压抽气罐，取双侧厥阴俞、心俞、督俞、至阳、灵台、神道穴进行拔罐操作（见图③）。
2. **刺拔火罐疗法：** 用镊子夹住一小团棉球，蘸上浓度为95%的酒精（不能太多，以湿润为度），左手握住罐体，罐口朝右下方，之后把燃着的棉球伸入罐内燃烧1~2秒，快速取出，左手迅速把罐体吸附在对应的部位上，同时可配合针刺疗法，如刺拔厥阴俞穴（见图④）。

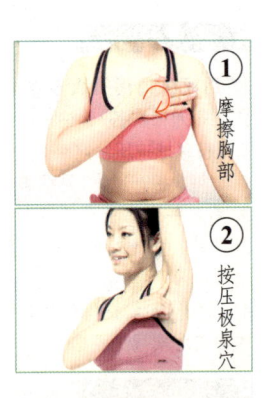

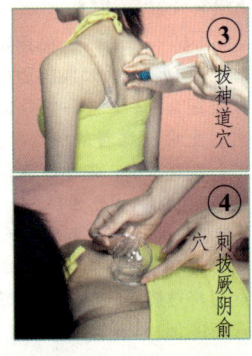

③ 拔神道穴

④ 刺拔厥阴俞

脑卒中

脑卒中又称脑中风或血管意外，是一组以脑部缺血及出血性损伤症状为主要临床表现的疾病，主要分为出血性脑卒中和缺血性脑卒中两大类，以脑梗死最为常见。脑卒中的主要症状有猝然昏倒、不省人事、口角㖞斜、语言不利、半身不遂。

特效穴位及经络

特效穴位： 膝眼、外关、太冲、曲池、极泉、阳谷、温溜、足三里、委中、水沟、合谷、太溪、环跳、风市、阳陵泉、三阴交等穴。

特效经络： 督脉、手阳明大肠经、足太阳膀胱经、手厥阴心包经等。

按摩疗法

1. 被按摩者取仰卧位，按摩者一手固定被按摩者的手臂，另一手拇指指腹按压被按摩者的曲池、阳谷、温溜穴，注意按压时用力要稍重，每穴每次各3分钟（见图①）。
2. 用手掌沿被按摩者身体前正中线任脉走行，上下反复推摩10次（见图②）。
3. 按摩者一手握住被按摩者的脚踝，另一手用拇指指腹按压被按摩者的膝眼、足三里、委中、太溪穴，每穴每次各5分钟；然后慢慢轻度活动腿部，反复5次（见图③）。
4. 用双手手掌按压左右肩胛骨内侧，自上而下反复进行，至被按摩者肌肤发热为宜（见图④）。

刮痧疗法

刮拭顺序应先点按面部水沟穴，然后刮腋窝极泉穴，再刮上肢曲池穴至外关、合谷穴，刮臀部环跳穴和下肢风市、阳陵泉、足三里、三阴交穴，最后刮足部太冲穴。刮拭手法以平补平泻为主。

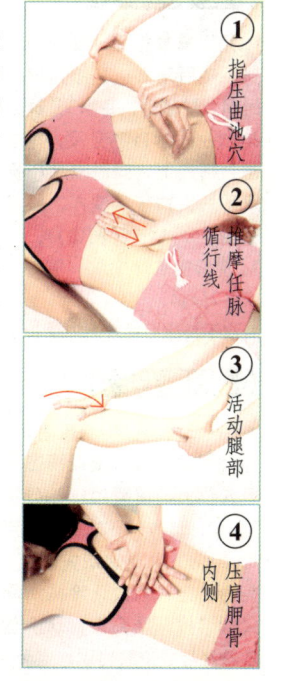

① 指压曲池穴

② 推摩任脉循行线

③ 活动腿部

④ 压肩胛骨内侧

糖尿病

糖尿病是由遗传因素、免疫功能紊乱、微生物感染及毒素、精神因素等作用于机体导致胰岛功能减退、胰岛素抵抗等而引发的糖、蛋白质、脂肪、水和电解质等一系列代谢紊乱综合征。其典型症状为多饮、多尿、多食、消瘦。

特效穴位及经络

特效穴位：阳池、大横、肺俞、脾俞、三焦俞、肾俞、中脘、关元、足三里、三阴交、太溪、胃俞、大肠俞、气海、天枢等穴。

特效经络：足太阳膀胱经、足少阴肾经、足太阴脾经、足阳明胃经、任脉等。

按摩疗法

1. 用手掌掌根沿一侧侧腹部推擦至对侧侧腹部，然后用五指指腹勾擦回原处，注意推擦时用力要稍重，每次3分钟（见图①②）。
2. 双手手指自然交叉，手掌掌根分别按在双侧大横穴上，同时双手小拇指按压关元穴，双手拇指按压中脘穴，找好位置后，同时轻轻按压5分钟（见图③）。
3. 用拇指点揉中脘、气海、天枢穴，每穴每次各2分钟。
4. 双手拇指擦揉双侧内踝和跟腱，每次5分钟。

拔罐疗法

1. 单纯火罐法：患者取俯卧位，暴露背部。用闪火法将罐吸拔在阳池、肺俞、脾俞等穴位上，留罐15～20分钟。每次选一侧穴位，每日1次，10次为1个疗程（见图④）。

2. 走罐法：患者取俯卧位，暴露背部，先在肺俞穴至肾俞穴段涂抹润滑剂，然后将玻璃火罐吸拔于肺俞穴，从上至下推拉走罐，至皮肤潮红或皮肤出现瘀点为宜，隔日1次。

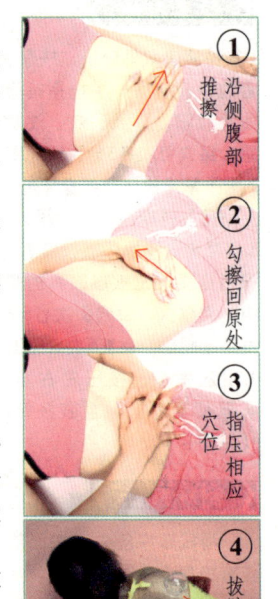

① 沿侧腹部推擦
② 勾擦回原处
③ 指压相应穴位
④ 拔肺俞穴

贫血

血液内红细胞数和血红蛋白含量低于正常指标就是贫血。贫血患者多表现为口唇苍白、神疲乏力、头晕耳鸣、记忆力减退、低热、皮肤干燥粗糙、毛发干枯发黄、指甲可见反常性的苍白、变薄、纵裂、扁平及灰甲等。

特效穴位及经络

特效穴位：肝俞、期门、完骨、脾俞、关元、中脘、梁门、天枢、中极、阴陵泉、曲池、足三里、三阴交、合谷等穴。

特效经络：任脉、足太阳膀胱经、足阳明胃经、足太阴脾经等。

按摩疗法

1.被按摩者取俯卧位，按摩者用手掌小鱼际侧推摩脊柱两侧，再用搓法揉搓（见图①）。
2.换仰卧位，食指、中指、无名指三指并拢，用指腹按揉期门穴及其周围，每次10分钟（见图②）。
3.中指指腹按揉完骨穴，按揉时力度要适中。

针灸疗法

1.灸关元：仰卧位，将艾条插于温灸器上，将温灸器安放在关元穴上，直到不能忍受其温热感时取下温灸器，休息5分钟后再重复上面的步骤，每日灸3~5次（见图③）。

2.交替针刺穴位：针刺穴位包括中脘、梁门、天枢、关元、中极、阴陵泉、曲池穴等，所有穴位轮换交替针刺。

拔罐疗法

俯卧，让他人将罐体放于后背脾俞穴处，将罐吸拔于背部，留罐15分钟，再将气阀打开，取下罐体（见图④）。

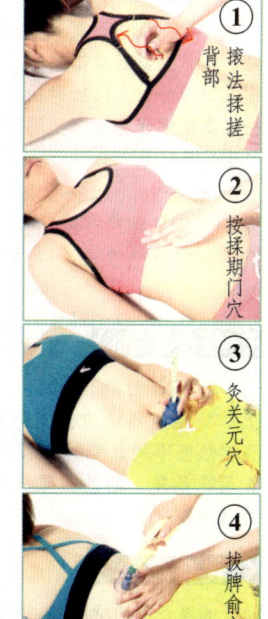

① 背部搓法揉搓
② 按揉期门穴
③ 灸关元穴
④ 拔脾俞穴

骨质疏松症

骨质疏松症是因骨组织显微结构受损等原因引起的骨代谢性障碍。骨质疏松症一般分为两大类，即原发性骨质疏松症和继发性骨质疏松症。其主要表现为单位体积内骨量降低，骨矿成分和骨基质等比例地不断减少，骨质变薄，骨小梁数量减少，骨脆性增加和骨折危险度升高等。

特效穴位及经络

特效穴位： 命门、足三里、脾俞、肾俞、悬钟等穴。

特效经络： 足太阳膀胱经、足阳明胃经、足少阳胆经等。

按摩疗法

1. 指背按揉足三里： 被按摩者取仰卧位或直坐位。按摩者食指屈曲，以指背按揉足三里穴2~3分钟。按揉时用力不可过大，以被按摩者能耐受为度，至局部会有酸胀感为宜（见图①）。

2. 按揉悬钟： 以一手拇指或食指指腹着力于一侧悬钟穴按压1~2分钟，可做顺时针、逆时针的揉法，以局部有酸痛感为宜（见图②）。

① 按揉足三里穴

② 按揉悬钟穴

针灸疗法

患者取俯卧位，将艾条插在温灸器上，将温灸器安放在腰部命门穴上，感觉有温热感不能忍受时取下温灸器，休息5分钟后再重复上面的步骤，每日灸3~5次即可（见图③）。

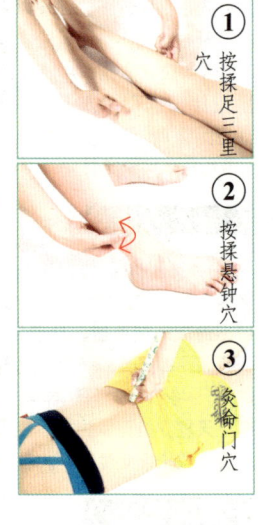

③ 灸命门穴

拔罐疗法

选择合适的玻璃罐，于脊柱两侧纵向拔火罐4~8个，以疼痛部位为主。操作过程中注意勿灼伤皮肤，3~5天拔罐1次。

抑郁症

抑郁症的典型症状是情绪低落、思维迟缓、言语动作减少。抑郁症病发率很高。抑郁症会引发各种躯体不适症状，如心悸、胸闷、中上腹不适、气短、出汗、消瘦、失眠等。

特效穴位及经络

特效穴位：心俞、肾俞、督俞、膈俞、脾俞、肝俞、神门、太冲、印堂、大椎、三阴交、百会、内关、合谷等穴。

特效经络：足太阳膀胱经、手厥阴心包经、手少阴心经、足厥阴肝经、督脉等。

按摩疗法

1. **按揉神门**：用拇指对神门穴进行顺时针或逆时针按揉，每侧各按揉2~3分钟，局部有酸胀或微痛感，并向上传导（见右图）。

2. **按揉太冲**：以按摩棒或者用拇指指腹着力，按压脚背侧太冲穴1~2分钟，可做顺时针、逆时针的按揉，至局部有酸胀、微痛感为宜。

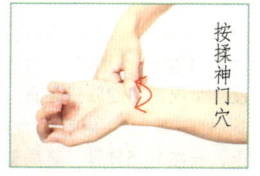

针灸疗法

1. **温和灸**：取印堂、百会、内关、三阴交穴，每穴每次温灸5~10分钟，隔日1次，10次为1个疗程，疗程间休息1周。

2. **隔姜灸**：取心俞、督俞、膈俞、脾俞、肝俞、肾俞穴，将鲜姜切成0.3~0.4厘米的薄片，上置中等大小艾炷，每穴灸3壮，10次为1个疗程，疗程间休息1周。

拔罐疗法

1. **走罐法**：患者取俯卧位，先用闪火法在背部膀胱经、督脉闪罐，至局部皮肤潮红、微热，再涂抹润滑剂，由上至下吸拔走罐，如此反复，至背部皮肤微紫、起痧。每日1次，10次为1个疗程。

2. **刺络拔罐法**：患者取俯卧位，暴露背部，常规消毒后，用三棱针点刺放血数滴，再将罐吸拔于大椎、膈俞穴上，以出血由暗红转为鲜红为度。

阿尔茨海默病

阿尔茨海默病俗称"老年痴呆症",是大脑老化、萎缩、大脑皮质高级功能广泛损害所致的智能障碍,是由于脑部器质性病变,导致意识清晰背景上智能的全面减退,表现出失忆、健忘、大小便失禁等症状。此病可发生于各年龄段,但在老年人中最常见。

特效穴位及经络

特效穴位:上星、膈俞、肝俞、丰隆、大椎、郄门、通里、内关、百会、关元、心俞等穴。

特效经络:足太阳膀胱经、手厥阴心包经、手少阴心经、督脉、任脉等。

按摩疗法

1. 点按丰隆:以铅笔或其他能作为穴位点按的工具点压在一侧丰隆穴上,持续3~5分钟,双侧交替进行,点按时用力不可过大,以能耐受为度,至局部有酸胀感为宜。

2. 点按郄门:用可作为点穴位的工具或食指按压于另一手臂的郄门穴上,长按3~5分钟,至局部有酸麻微痛感为宜。

3. 点按百会:端坐或仰卧,单手或双手拇指置于百会穴处点按,一松一放,反复操作数次,头部会有轻微的酸胀感。

针灸疗法

1. 温和灸:取百会、上星、通里、内关穴,每穴温灸5~10分钟,至穴位局部皮肤红润、温热感为宜,以患者的能耐受为度。

2. 直接灸:选较小艾炷,取大椎、关元、心俞、膈俞等穴,每穴灸5~7壮,隔日1次,10次为1个疗程,疗程间休息5天。

拔罐疗法

1. 留罐法:取关元、肝俞、大椎等穴,分别取仰卧位和俯卧位,先在穴位上闪罐至皮肤潮红,再留罐,每日1次,10次为1个疗程。

2. 走罐法:先用闪火法在背部督脉、膀胱经第1侧线闪罐,至局部皮肤潮红、微热;再涂抹润滑剂,由上至下吸拔走罐,采用重吸缓推术。如此反复,至背部皮肤微紫、起痧。隔日1次,10次为1个疗程。

慢性胃炎

慢性胃炎因长期服用对胃黏膜有刺激的食物或药物、过度吸烟、过度精神刺激等引起，分为浅表性、萎缩性和肥厚性三种，以萎缩性多见，是常见的消化系统疾病，且年龄越大，病发率越高。其常见症状为食欲减退、嗳气泛酸、恶心呕吐等。

特效穴位及经络

特效穴位： 巨阙、脾俞、胃俞、中脘、章门、气海、足三里、太冲、胆俞、身柱、膈俞、肝俞等穴。

特效经络： 足阳明胃经、足太阳膀胱经、足厥阴肝经、任脉、督脉等。

按摩疗法

1. 取仰卧位，双手重叠，从心窝部向巨阙穴摩擦5分钟，然后按顺时针方向推揉上腹部，至感到温热为宜。
2. 用双手掌心沿两肋摩擦，自上而下，反复30次，至感觉到温热为宜。

拔罐疗法

1. 刺络罐法： 患者取俯卧位或坐位，常规消毒穴位皮肤后，先用三棱针点刺身柱、胃俞等穴位直到微微出血，然后用闪火法将罐吸拔在点刺穴位上。每次1组穴（如膈俞、肝俞、脾俞、胃俞等），留罐10分钟，隔日1次（见图①）。

2. 闪罐法： 患者取仰卧位，露出腹部。用闪火法将玻璃火罐吸拔在身柱、膈俞、脾俞、胃俞等穴位上施行闪罐20～30下，拔罐需留在穴位上10分钟。每日1次，在症状缓解后，可以改为隔日1次。

刮痧疗法

患者取合适体位，用瓷汤匙先刮脾俞、胃俞穴；然后点揉或刮拭中脘、章门、气海、足三里穴。中脘、太冲穴可放痧（见图②、图③）。

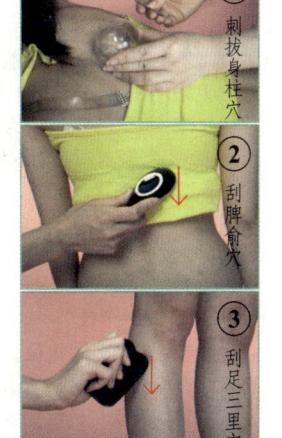

① 刺拔身柱穴

② 刮脾俞穴

③ 刮足三里穴

胃下垂

中医认为，胃下垂属于"胃痛""痞满""腹胀"的范畴，由脾胃虚弱、长期饮食失节、劳倦过度、脾虚气陷等所致。轻度胃下垂者一般无症状，下垂严重者有上腹不适、饱胀等症状，饭后还会出现恶心、嗳气、厌食、便秘等症。

特效穴位及经络

特效穴位： 百会、脾俞、胃俞、中脘、足三里、曲池、大横、气海、关元、内关等穴。

特效经络： 任脉、督脉、足阳明胃经、足太阴脾经、足太阳膀胱经等。

按摩疗法

1. 左手掌心放在左上腹，向下平推至右下腹；再把右手掌心放在右上腹，向下平推至左下腹，交替进行，各推10～15次。
2. 用拇指按压中脘穴，吸气时缓缓下按，呼气时慢慢松手，按压约10分钟。
3. 改为坐位，用双手拇指按揉足三里、曲池穴，每次3分钟。

拔罐疗法

1. 艾灸加抽气罐法： 患者取仰卧位，首先用艾条灸百会穴5分钟，灸后将青霉素空瓶磨掉底部后制成的小抽气罐置于百会穴上，紧贴皮肤，用10～20毫升注射器将小罐中的空气抽出，然后立即将罐紧拔于皮肤上，留罐10分钟。每日1次，10次为1个疗程。

2. 刺络针灸罐法： 患者取仰卧位，常规消毒穴位皮肤后，用梅花针针刺脾俞、胃俞、中脘、气海、百会穴等，得气后留针15分钟。起针后用闪火法迅速将罐吸拔在各穴上，留罐15～20分钟。起罐后再用艾条点燃后悬灸各穴，至皮肤红润为止。每日或隔日1次，10次为1个疗程。

刮痧疗法

患者采用合适的体位，先点揉百会穴；再用刮痧板刮拭脾俞、胃俞穴；最后点揉或刮拭中脘、大横、气海、关元穴。刮痧的力度由轻到重（见右图）。

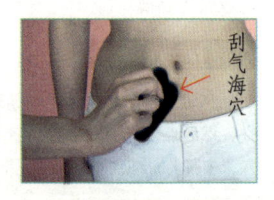

刮气海穴

便秘

便秘表现为排便次数明显减少,每2～3天或更长时间一次,无规律,粪质干硬,常伴有排便困难感的病理现象。许多患者的排便次数每周小于3次,严重者长达2～4周才排便1次。

特效穴位及经络

特效穴位:中脘、三阴交、膏肓、神堂、承山、足三里、天枢、神阙等穴。

特效经络:任脉、足阳明胃经、足太阳膀胱经、足太阴脾经等。

按摩疗法

1. 双手重叠,掌心按于脐部,以肚脐为中心推摩腹部,范围逐渐扩大,注意推摩时力度要适中,按顺时针方向推摩50圈,然后轻拍腹部15次(见图①)。
2. 用拇指指腹按揉中脘、天枢穴,注意按揉时用力要稍轻,每穴每次各2分钟。
3. 用按摩棒按压承山穴,每次1分钟,再拿捏承山穴周围的腓肠肌30次。口臭者加按足三里穴1分钟,腹冷痛者加按三阴交穴1分钟(见图②、图③)。
4. 用单手掌心按顺时针方向按揉神阙穴,每次5分钟,至腹部肠鸣产生排气感和便意为宜。

刮痧疗法

患者取站位或坐位,操作者用清水或植物油将刮痧工具蘸湿,在膏肓穴对应的部位刮抹,刮出一道长形紫黑色痧点为宜。一般每处刮20次左右,直至皮下出现微紫红或紫黑色,刮时要始终沿着一个方向刮,切不可来回刮;而且用力要均匀适当,不可忽轻忽重(见图④)。

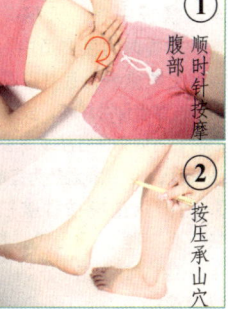

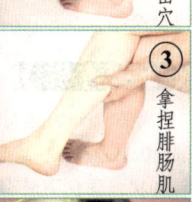

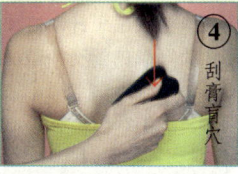

① 腹部顺时针按摩

② 按压承山穴

③ 拿捏腓肠肌

④ 刮膏肓穴

痔疮

"痔"原指位于直肠下方肛门壁内部的静脉丛,若因长期便秘或腹泻造成痔静脉丛不正常的肿胀、充血,导致血管破坏、长强、腰俞、变形,进而发生排便出血或肛门肿胀、疼痛的症状,即是患了痔疮。

特效穴位及经络

特效穴位: 中脘、天枢、气海、关元、承扶、承山、京门、白环俞、足三里等穴。
特效经络: 足太阳膀胱经、足阳明胃经、督脉、任脉等。

按摩疗法

1. 被按摩者取仰卧位,按摩者用拇指指腹推拿、揉捏中脘、天枢、气海、关元穴,推拿、揉捏时力度要适中,每穴每次各2分钟,以产生酸胀感为宜(见图①)。
2. 被按摩者仰卧屈膝,放松腹部,按摩者用掌根按顺时针方向摩擦肚脐及周围,尤其是下腹部,反复按摩30圈,至感觉温热为宜(见图②、图③)。
3. 用拇指指腹按揉被按摩者的白环俞、承扶、足三里、承山穴,按揉时力度一定要适中,每穴每次各1分钟,以产生酸胀感为宜(见图④)。

① 揉捏天枢穴
② 脐周顺时针摩擦
③ 下腹顺时针摩擦
④ 按揉白环俞穴

拔罐疗法

先用三棱针垂直快速点刺大肠俞对应的部位0.5~1厘米,进针后将针体左右摇摆拨动5~6次,同侧下肢有明显酸胀感时起针,再用闪火法拔罐于针眼处20分钟。起罐后,用浓度为75%的酒精棉球消毒压住针眼,并用胶布固定。而后直接在京门、长强、腰俞等穴位对应的部位上拔罐,留罐15~20分钟。隔日1次,5次为1个疗程。

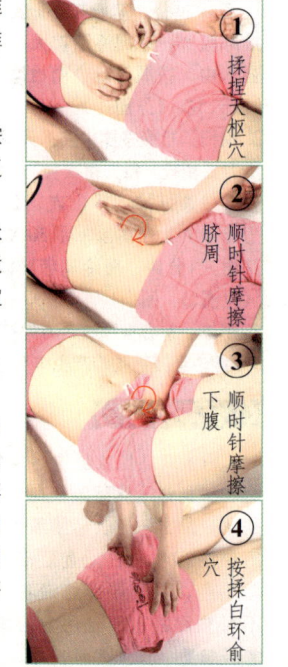

慢性腹泻

腹泻是夏秋季节的常见病,也是临床上常见的症状,它指因感染、过敏等原因所致的肠道炎症性改变。其症状表现为腹部不适(多位于脐周围),排便次数明显超过平日习惯的频率,粪质稀薄,粪便含未消化的食物或脓血。

特效穴位及经络

特效穴位: 大巨、天枢、足三里、关元、手三里、三阴交、中脘、大肠俞、曲池、复溜、太溪、小肠俞、脾俞、胃俞、合谷、上巨虚等穴。

特效经络: 任脉、足阳明胃经、足太阳膀胱经、足太阴脾经等。

按摩疗法

1. 被按摩者取仰卧位,按摩者用拇指指腹按揉天枢、大巨、关元穴,力度要适中,每穴每次各2分钟,至被按摩者感觉酸胀为宜(见图①)。
2. 除拇指外,其余四指并拢,用指腹沿被按摩者的肚脐顺时针方向摩擦20次(见图②)。
3. 用拇指指腹按压被按摩者的手三里、合谷、曲池、足三里、三阴交、复溜、太溪穴,每穴每次各3分钟,至被按摩者感觉酸胀为宜(见图③)。
4. 被按摩者改为俯卧位,按摩者张开五指,用拇指指腹按压大肠俞、小肠俞穴。

刮痧疗法

1. **实证的刮拭法(泻法):** 先刮背部大肠俞穴,再从腹部中脘穴刮至天枢穴,最后刮下肢上巨虚穴(见图④)。
2. **虚证的刮拭法(补法):** 先刮背部脾穴俞至胃俞穴,再从腹部中脘穴刮至天枢穴,然后刮下肢内侧三阴交穴,最后刮下肢外侧足三里穴。

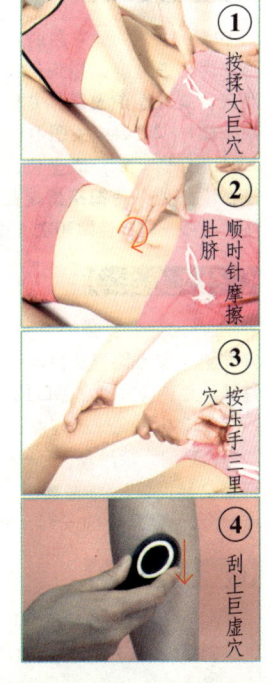

① 按揉大巨穴
② 肚脐顺时针摩擦
③ 按压手三里穴
④ 刮上巨虚穴

脂肪肝

脂肪肝是指由各种原因引起的肝细胞内脂肪堆积过多的病变。正常情况下，肝内脂肪占肝重的3%～4%，若脂肪含量超过肝重的5%即为脂肪肝。食欲不振、疲倦乏力、恶心、体重减轻、肝区或右上腹隐痛等都是脂肪肝的临床表现。

特效穴位及经络

特效穴位：曲池、关元、足三里、中脘、丰隆、期门、胆俞、肝俞、章门、京门、大椎、至阳等穴。

特效经络：任脉、足厥阴肝经、手阳明大肠经、足阳明胃经、足太阳膀胱经等。

按摩疗法

1. 按揉曲池：仰掌屈肘，肘横纹头呈现凹陷处即为曲池穴。以拇指尖按摩另一臂的曲池穴，直至有酸重感，并向手放射，两手交换按揉1～2分钟（见图①）。

2. 点按足三里：取坐位，双手四指屈曲，按在小腿处，将拇指指端在足三里穴处做点按，一按一松，连做30次（见图②）。

针灸疗法

1. 灸关元：将艾条的一端点燃后，对准关元穴熏灸，艾条距离皮肤2～3厘米；也可用艾炷隔姜片、蒜片灸，每日1次（见图③）。

2. 两组穴交替针刺疗法：肝俞、期门穴为一组；京门、章门穴为另一组。每次取一组，两组交替。以1.5寸毫针刺入至得气后行中强度刺激，留针20～30分钟，其间行针1次。隔日1次，3个月为1个疗程。

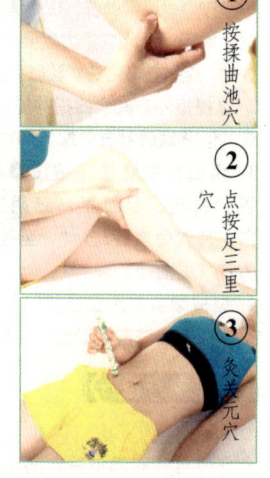

拔罐疗法

A组为大椎、肝俞穴；B组为至阳、期门穴，两组交替使用。先用三棱针点刺各穴2～3下，微出血后拔罐，留罐10～15分钟。10次为1个疗程。

① 按揉曲池穴

② 点按足三里穴

③ 灸关元穴

感冒

感冒分为风热感冒和风寒感冒。风热感冒的起因通常是便秘，很多时间属于阳明经症，表现为咽喉痛、流浓涕等；而风寒感冒通常是由于劳累，再加上吹风或受凉而引发，多发生在秋、冬季，属于太阳经症，表现为打喷嚏、流清涕、恶寒等。

特效穴位及经络

特效穴位：风池、迎香、风门、印堂、足三里、合谷、肾俞、大椎、外关、天突、鱼际、照海等穴。

特效经络：任脉、足阳明胃经、手太阴肺经、手阳明大肠经、足太阳膀胱经、足少阳胆经、足少阴肾经等。

按摩疗法

1. 双手五指并拢，沿鼻翼两侧从前额发际向下颌摩擦，自上而下反复20次（见图①）。
2. 双手中指指腹按压迎香、风池穴，每穴每次各3分钟。
3. 双手掌心用力摩擦颈部，直至产生温热感。
4. 击打双腿足三里穴，各30次（见图②）。
5. 双手握拳按压腰部肾俞穴5～10分钟。

① 摩擦面部

② 击打足三里穴

拔罐疗法

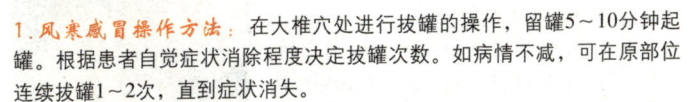

1. 风寒感冒操作方法：在大椎穴处进行拔罐的操作，留罐5～10分钟起罐。根据患者自觉症状消除程度决定拔罐次数。如病情不减，可在原部位连续拔罐1～2次，直到症状消失。

2. 流行性感冒操作方法：单纯火罐法，留罐10～15分钟，每日1次。要根据不同症状施罐，如头痛拔风池、印堂穴；声哑拔天突、鱼际、照海穴。

刮痧疗法

首先刮拭风池、风门等穴位所在的部位，而风门穴位于掌管一身阳经的督脉上，有助于疏通其他的经脉。再刮胸部，最后刮上肢。同时可用平补平泻法刮拭足三里穴，点揉外关、合谷穴，每日1次。

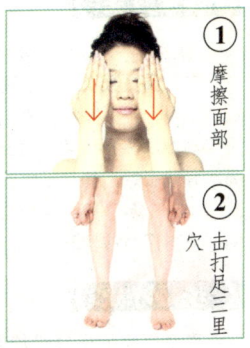

咳嗽

当呼吸道黏膜受到异物、炎症、分泌物或过敏性因素等刺激时，会反射性地引起咳嗽，一般声痰兼见。3周以内的咳嗽为急性咳嗽；持续时间3～8周的为亚急性咳嗽；持续时间超过8周以至数十年的为慢性咳嗽。

特效穴位及经络

特效穴位：中府、天突、列缺、大椎、风门、肺俞、身柱、膻中、太冲、人迎、水突、气舍等穴。

特效经络：任脉、手太阴肺经、手少阴心经、足阳明胃经等。

按摩疗法

1. 按揉中府：双手四指并置于一侧胸大肌胸骨缘，沿肋间隙向外推摩至中府穴，反复数次，再以两拇指置于中府穴，着力长按3～5分钟。

2. 点按天突：拇指、食指分置两侧人迎穴，向下经水突穴到气舍穴，反复摩动数次，再以食指顶端置于天突穴处，向下方点按3～5分钟，点按时局部有酸胀感，并有沿气管向下的放射感。

3. 按揉列缺：用右手拇指指腹按在左手的列缺穴上，其余四指附在腕对侧，适当用力按揉2分钟，两手交替进行。

拔罐疗法

患者采用俯坐位或俯卧位，取大小适宜的火罐用闪火法或投火法将火罐吸附在身柱穴对应的部位上。留罐10～15分钟，3～4天治疗1次，也可视皮肤反应、患者体质和病情而定，5次为1个疗程（见图①）。

① 拔身柱穴

刮痧疗法

先刮颈部大椎穴，再刮背部风门、肺俞、身柱穴，然后刮胸部中府、膻中穴，最后刮足背部太冲穴。刮拭手法以泻法为主，太冲、肺俞穴可放痧（见图②）。

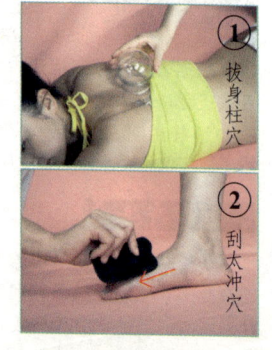

② 刮太冲穴

哮喘

哮喘是一种以发作性喉中哮鸣、呼吸困难甚至喘息不得平卧为特点的过敏性病症。中医认为哮喘的发生与肺、脾、肾三脏密切相关。哮喘的临床表现有：发作性伴有哮鸣音的呼气性呼吸困难；干咳或咯大量白色泡沫痰，甚至出现发绀等。

特效穴位及经络

特效穴位：肺俞、天突、膻中、足三里、中府、天府、身柱、列缺、太冲、缺盆、尺泽、合谷等穴。

特效经络：任脉、足太阳膀胱经、足阳明胃经、足少阴肾经、足厥阴肝经等。

按摩疗法

1. 取坐位，用单手掌面从腋下向膻中穴横擦，反复20次，至感觉温热为宜（见图①）。
2. 用拇指指腹按揉天突、膻中、中府、缺盆、尺泽、列缺、合谷穴，每穴每次各3分钟。
3. 用双手掌面交替轻拍对侧胸部，反复20次（见图②）。

① 向膻中穴横擦

② 轻拍对侧胸部

拔罐疗法

患者先取俯卧位而后取仰卧位，事先准备好中、小型玻璃火罐，用浓度为75%的酒精棉球常规消毒穴位皮肤，再用镊子夹取浓度为95%的酒精棉球，点燃后在罐内绕1～3圈后抽出，并迅速将罐子扣在足三里穴对应的部位上，持续5～10分钟，至患者穴位皮肤出现紫红充血为宜（见图③）。

③ 拔足三里穴

刮痧疗法

患者先取仰卧位而后取坐位，背部露出。操作者先刮背部肺俞、身柱穴；然后刮胸部；最后刮足背部太冲穴（见图④）。

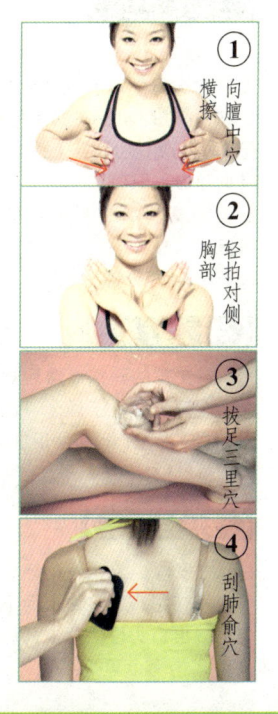

④ 刮肺俞穴

泌尿系结石

泌尿系结石由机体内胶体和晶体代谢平衡失调所致,与感染、营养代谢紊乱、泌尿系统异物、尿都积以及地理气候等因素有关。男性比女性容易患此症,结石多数位于肾盂、肾盏内。肾结石的主要症状为疼痛和血尿。

特效穴位及经络

特效穴位: 阳陵泉、太溪、水分、肾俞、委中、三阴交、阴谷、肾俞、膀胱俞等穴。

特效经络: 足太阳膀胱经、足阳明胃经、足太阴脾经、足少阴肾经等。

按摩疗法

1. 点按阳陵泉: 用点按穴位的用具对阳陵泉穴进行顺时针或逆时针的按揉,每次1分钟,一日3次。局部有酸胀感,并向下传导;也可用吹风机里的热风对准该穴位吹(见图①、图②)。

2. 点按太溪: 一手四指置于外踝,另一手拇指指端点按太溪穴,先揉按2~5分钟,再一按一松连做5分钟(见图③)。

针灸疗法

将艾条的一端点燃后对准水分穴熏灸。艾条距离皮肤2~3厘米,以局部产生温热而不灼痛感为宜;也可用艾炷隔姜片、蒜片灸,每日1次。

刮痧疗法

患者取坐位,将刮痧油涂于肾俞穴及背部,手持刮痧板,由上而下轻轻刮,力度均匀,以出痧为度。两次刮痧间隔5~7天,两次为1个疗程(见图④)。

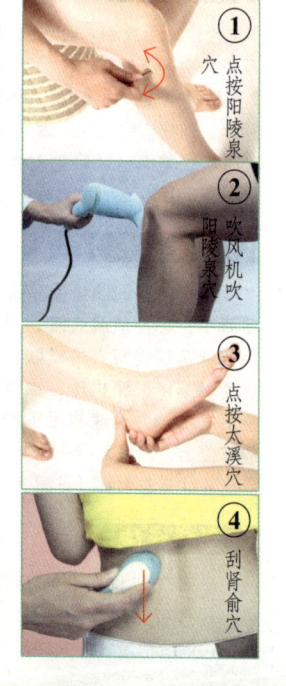

① 点按阳陵泉穴
② 吹风机吹阳陵泉穴
③ 点按太溪穴
④ 刮肾俞穴

尿路感染

尿路感染是由细菌（极少数可由真菌、原虫、病毒）直接侵袭引起的。尿路感染分为上尿路感染和下尿路感染。由于女性生理结构特殊，所以本病多发于女性。临床上，尿路感染主要表现为尿路刺激征，即尿频、尿急、尿痛、排尿不适等症状。

特效穴位及经络

特效穴位： 肾俞、膀胱俞、中极、阳陵泉、委中、三焦俞、三阴交、大椎、脾俞、次髎、下髎、阴陵泉、关元等穴。

特效经络： 足太阳膀胱经、足阳明胃经、足太阴脾经、足少阴肾经、任脉等。

按摩疗法

1. **推搡膀胱俞：** 取俯卧位，以手掌侧面在膀胱俞穴及腰骶部上下反复推擦。
2. **按揉中极：** 呈仰卧位，操作者或患者用可按揉穴位的工具对中极穴进行顺时针或逆时针的按揉，每次1分钟，连做3次。适度用力，局部有酸胀感并向下传导，略有便意为佳。
3. **按压委中：** 呈坐位，一手拇指置于阳陵泉穴，其余四指放于委中穴进行按压，一按一放，至整条腿酸麻为止。

针灸疗法

急性期取膀胱俞、三焦俞、中极、三阴交、阳陵泉穴，施予雀啄灸，每穴每次灸5～10分钟，每日或隔日1次，10次为1个疗程。疗程间休息1天。临床痊愈后，为巩固疗效，取肾俞、膀胱俞、中极、关元、三阴交穴，施予温和灸，隔日1次，治疗2周。

拔罐疗法

取大椎、脾俞、中极和肾俞、次髎、关元2组穴位，每次选用1组，采用留罐法，每次10～15分钟，每日1次，5次为1个疗程，连续治疗1～2个疗程。

刮痧疗法

先刮肾俞、膀胱俞、下髎穴，再刮脾经阴陵泉穴至三阴交穴，以本经压痛明显处为主；最后点揉水道、中极穴。

头痛

头痛是头颅上半部的疼痛，是头部临床上最常见的症状，管理者、教师、律师、医师都是功能性头痛的"常客"。头痛可由全身疾病、头部器官疾病及脑部病变引起。其临床表现有：轻者头部不适或胀痛；重者头痛头晕，甚至头部胀痛如裂。

特效穴位及经络

特效穴位：太阳、印堂、百会、风池、翳风、角孙、合谷、阳陵泉、足三里、血海等穴。

特效经络：督脉、足太阳膀胱经、足阳明胃经、手阳明大肠经、足少阳胆经等。

按摩疗法

1. 双目自然闭合，将双手食指屈曲，拇指按在太阳穴上，由正中印堂穴沿眉毛两侧分抹，按压时力度要适中，可反复做30次或适当增加，每日2次（见图①）。

2. 前额头痛时可按压印堂、合谷穴，两侧头痛可按压百会穴，后头痛按压风池穴。注意按压时力度要适中，每穴每次各5分钟，以穴位有酸胀感为宜，每日2～3次（见图②）。

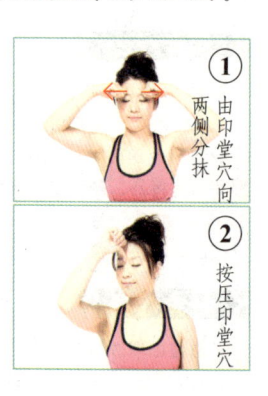

① 由印堂穴向两侧分抹

② 按压印堂穴

拔罐疗法

患者取舒适体位，用消过毒的玻璃火罐进行拔罐操作，用镊子夹住一小团棉球，蘸上浓度为95%的酒精，左手握住罐体，罐口朝右下方，之后把燃着的棉球伸入罐内燃烧1～2秒，快速取出，左手快速把罐体吸附在太阳穴对应的部位，每日或隔日1次。

刮痧疗法

患者采用合适的体位，操作者用消过毒的刮痧工具进行刮拭。先点揉翳风、太阳穴，刮角孙穴；然后刮上肢合谷及下肢阳陵泉和足三里穴；最后刮血海穴。补泻兼施，力度由轻到重，具体应根据患者的病情和体质酌情处理手法力度。

失眠

失眠是睡眠障碍中最常见的以经常不能获得正常睡眠为特征的病症，常见于神经衰弱、神经官能症及贫血等病。失眠的临床表现有：睡眠困难、睡眠中间易醒及早醒，睡眠质量低下，睡眠时间明显减少，严重的患者甚至会彻夜不眠。

特效穴位及经络

特效穴位： 百会、太阳、印堂、神庭、心俞、肾俞、脾俞、内关、三阴交等穴。

特效经络： 足太阳膀胱经、足阳明胃经、足少阴肾经、手少阴心经等。

按摩疗法

1. 用掌心按揉前额、头维，每穴每次各2分钟。
2. 按摩者站立在被按摩者的后面，用五指拿捏脖子根部与肩头连线的正中央以及周围大筋处。
3. 取仰卧，双手拇指指腹按揉太阳穴，每次2分钟，然后沿两侧颞部由前向后推摩（见图①）。
4. 用手掌根部轻轻拍击头顶百会穴（见图②）。

① 沿颞部由前向后推摩

② 轻拍百会穴

拔罐疗法

一般采用拔火罐疗法，患者取舒适体位，用镊子夹住一小团棉球，蘸上浓度为95%的酒精。左手握住罐体，罐口朝右下方，之后把燃着的棉球伸入罐内燃烧1～2秒，快速取出，左手迅速把罐体吸附于心俞、肾俞、脾俞、内关、三阴交等穴位对应的部位上，每日或隔日1次（见图③）。

③ 拔心俞穴

刮痧疗法

患者取适当体位，操作者将刮痧工具在植物油中蘸湿，在治疗的部位上刮出一道长形紫黑色痧点。顺序为颅部、背部、上肢部、下肢部，如先刮颅部的神庭穴（见图④）。

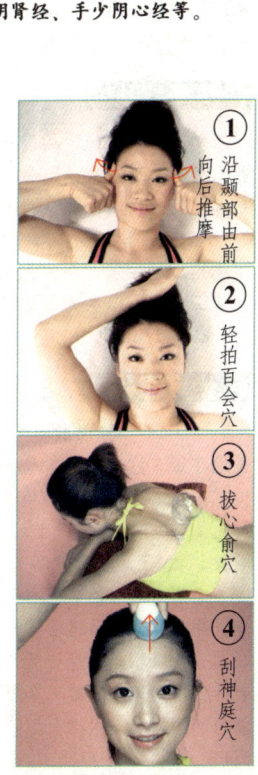

④ 刮神庭穴

面神经麻痹

面神经麻痹俗称"吊斜风",其诱因较多,外感风寒、肝气郁结、气血虚亏等都能使经气阻滞、经筋失养、肌肉纵缓不收而导致嘴㖞眼斜。临床上,患者往往于清晨洗脸、漱口时突然发现一侧面颊动作不灵,嘴巴㖞斜;鼻唇沟平坦、口角下垂等。

特效穴位及经络

特效穴位:丝竹空、风池、阳白、四白、地仓、颊车、睛明、翳风、下关、瞳子髎、颧髎、攒竹、人中、承浆、太阳、大椎等穴。

特效经络:任脉、手阳明大肠经、足太阳膀胱经、足阳明胃经、足厥阴肝经等。

《按摩疗法》

1. 取坐位或仰卧位,用拇指按揉丝竹空、睛明、四白、瞳子髎、阳白、颧髎、攒竹、人中、承浆、翳风、颊车、地仓穴,每穴每次各2分钟(见图①)。

2. 用拇指固定食、中、无名指摇力弹出,以指端自上而下依次弹击面颊,注意弹击时力度要适中(见图②)。

① 按揉丝竹空

② 弹击面颊

《拔罐疗法》

1. 抽气罐法:患者取坐位,取颊车穴,用抽气罐在颊车穴对应的部位上吸拔,留罐10分钟左右,隔日治疗1次(见图③)。

2. 出针闪罐法:每次取风池、颊车、四白、下关、太阳、阳白穴等,用抽气罐进行吸拔。患者取坐位,常规消毒穴位皮肤后,用毫针透穴刺法,得气后留针20分钟,其间10分钟行针1次,并取其中2穴同时用艾条温和灸。起针后分别在额部、中面颊部、下面颊部施行闪罐或涂姜汁、祛风药酒闪罐,至局部发红为度,每日1次,10次为1个疗程;也可取患侧的风池、大椎、地仓、颊车穴,施以单纯拔罐法,留罐10分钟,隔日1次,5次为1个疗程。

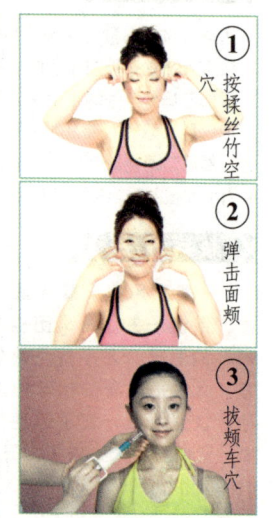

③ 拔颊车穴

膝关节炎

膝关节炎也称膝骨性关节炎或退行性关节炎，多发生在40岁以上的中老年人群中，其病因比较复杂，包括慢性损伤、肥胖、老化、超负荷运动、饮食、环境以及免疫因素等。其临床表现主要有膝关节疼痛、肿胀、畸形、运动障碍等。

特效穴位及经络

特效穴位： 血海、阳陵泉、阴陵泉、足三里、悬钟、梁丘、承山等穴。

特效经络： 足阳明胃经、足少阴肾经、足太阴脾经等。

按摩疗法

1. 被按摩者取仰卧位，按摩者用拇指、食指点揉膝周压痛点，如膝关节内侧、膝关节外侧、髌骨下及膝后窝等。用力由轻渐重，再由重渐轻，点揉1分钟，可促进痛点炎症吸收，松解粘连（见图①）。

2. 用一手拇指指腹点按一侧的血海、梁丘、阴陵泉、阳陵泉、足三里穴，点按时力度要适中，每穴每次各1分钟，以被按摩者痛到酸胀感为宜（见图②）。

3. 一手掌心扣按被按摩者的一侧髌骨，在保持一定压力的情况下，使髌骨向内向上轻微运动，然后带动髌骨作环转运动3分钟，以髌骨产生酸胀温热感为宜（见图③）。

4. 用拇指和其余四指相对拿捏被按摩者大腿前面的股四头肌，每次3分钟，以产生酸胀感为宜（见图④）。

① 点揉膝周压痛点
② 点按血海穴
③ 掌心扣按髌骨
④ 拿捏大腿股四头肌

针灸疗法

施予雀啄灸或回旋灸，以温热感能耐受为度。每次选择足三里、悬钟、阳陵泉、血海、梁丘穴中的3~4个穴位，每穴灸10~15分钟，每日灸1次，10次为1个疗程，疗程间休息2~3天。

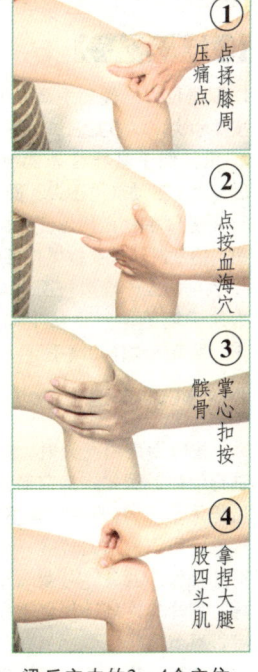

肩周炎

　　肩周炎是由肩周肌肉、肌腱、滑囊和关节囊等软组织退行性改变所引起的广泛的炎症反应。其临床的早期表现仅以疼痛为主或仅有轻微隐痛或肩关节不适和束缚感；肩关节外展时出现典型的"扛肩"现象；继而疼痛逐渐加重，夜间尤甚。

特效穴位及经络

特效穴位： 风池、肩井、天宗、中府、肩贞、外关、曲池、合谷、肩前、巨骨等穴。

特效经络： 足阳明胃经、手阳明大肠经、手太阳小肠经、手少阳三焦经等。

按摩疗法

1. 取坐位，用健侧手掌置于患肩顺时针方向按揉50次，以感觉温热为宜。
2. 用健侧手掌托住患侧肘部，辅助进行前后、上下摆动（见图①、图②）。
3. 用健侧手掌托住患侧手腕部，向上抬举患肩，抬举时动作要缓慢，可反复10次。
4. 也可站立于墙边，面对墙壁，患侧手臂手指放于墙上，然后从下向上做手指爬墙动作，尽量随动作抬高手臂（见图③）。

① 手托肘部前后摆动
② 手托肘部上下摆动
③ 手臂做爬墙动作
④ 拔肩贞穴

拔罐疗法

　　拔罐治疗肩周炎时，应该根据疼痛部位进行治疗。例如，肩前部疼痛，伴前臂内旋后伸活动障碍（即手从背下方后伸搭肩背）困难者，可于肩前穴拔罐；肩膀后侧疼痛，伴前伸动作不利者，可重点于肩贞、天宗穴拔罐；肩峰端疼痛，伴侧平举或手臂上抬艰难者，可着重于巨骨、肩井穴拔罐。一般用抽气罐或玻璃罐实施拔罐操作，并根据患者的病情和体质决定时间长短（见图④）。

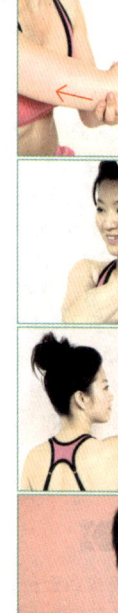

颈椎病

颈椎病主要由颈椎长期劳损、骨质增生、椎间盘脱出、韧带增厚，致使颈椎脊髓、神经根或椎动脉受压等引起。其主要的临床症状有头、颈、臂及前胸等部位的疼痛；头、颈转摇范围受限的运动障碍；重者可致肢体软弱无力，甚至麻木、瘫痪等。

特效穴位及经络

特效穴位： 百会、哑门、大椎、肩井、天宗、肩髃、曲池、手三里、外关、足三里、丰隆、阳陵泉、大杼、风池、风门等穴。

特效经络： 督脉、足太阳膀胱经、手太阳小肠经、足阳明胃经等。

按摩疗法

1. 用双手拇指指腹按压风池穴，按压时力度要适中，每次2分钟，至产生酸胀、麻木为宜。
2. 用中指指腹按压大椎穴，按压时力度要适中，每次2分钟（见图①）。
3. 用双手拿捏头部，同时将头部向上提拿，反复5次（见图②）。
4. 用双手中指指腹按压颈椎旁线，边揉边移动，上下反复5次。
5. 用按摩板轻轻摩擦颈部，至该部位产生温热感为宜（见图③）。
6. 用双手固定颈后部，前后俯仰头各10次（见图④）。

拔罐疗法

取大椎、风池、风门、天宗、肩井、曲池等穴，患者取俯卧位，消毒穴位皮肤后，用2寸毫针针尖向上斜刺1～1.5寸，以双侧肩胛部及头颈部有酸、胀、麻感为宜。起针后，可用贴棉法将罐吸拔在大椎穴上，留罐30分钟。每日1次，7～10次为1个疗程。

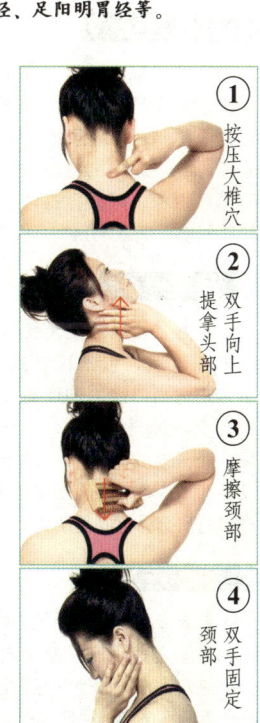

① 按压大椎穴
② 双手向上提拿头部
③ 摩擦颈部
④ 双手固定颈部

落枕

落枕是一种常见病，本病起于睡眠之后，如夜间睡眠姿势不良，头颈长时间处于过度偏转的位置；或因睡眠时枕头不合适，使头颈处于过伸或过屈状态，均可引起颈部一侧肌肉紧张。其症状有急性颈部肌肉痉挛、强直、疼痛以致转动失灵等。

特效穴位及经络

特效穴位： 神堂、风门、肩井、大椎、肾俞、风府、至阳、曲池、足三里等穴。
特效经络： 足太阳膀胱经、手太阳小肠经、手阳明大肠经、督脉等。

按摩疗法

1. 双手交叉放在颈后，用手掌揉擦颈项两旁10次，至感觉微热为宜（见图①）。
2. 用手掌侧面轻轻擦刮颈项及肩井部，每次3分钟，至感觉微热为宜。
3. 双手握拳，轻轻捶打对侧肩膀，然后慢慢转动颈部，每次5分钟（见图②）。

拔罐疗法

用力按揉风门、大椎等穴位片刻，常规皮肤消毒后，以三棱针快速点刺数下，然后选用适当口径的玻璃罐具吸拔。配穴可取1~2个，针刺得气后，留针，再在针刺处拔罐。吸拔时间均为10~15分钟。起罐后，用艾卷在相应部位灸几分钟。每日1次，疗程视患者的病情而定（见图③）。

刮痧疗法

患者取坐位或俯卧位，先刮头颈部，然后刮督脉上的风府、神堂穴，最后刮上下肢的相应穴位，如曲池、足三里穴。力度适当，视患者的病情和体质酌情处理（见图④）。

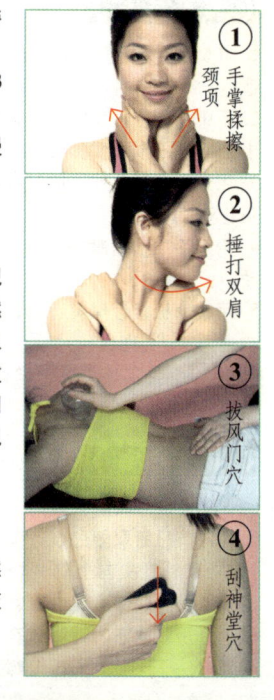

① 手掌揉擦颈项
② 捶打双肩
③ 拔风门穴
④ 刮神堂穴

慢性鼻炎

慢性鼻炎是鼻腔黏膜和黏膜下层的慢性炎症,分为慢性单纯性鼻炎和慢性肥厚性鼻炎。身体弱,出现内分泌失调、便秘、维生素缺乏就会导致慢性鼻炎,多表现为鼻塞、流清涕、鼻痒等。

特效穴位及经络

特效穴位: 迎香、印堂、太阳、中府、尺泽、上星、列缺、鱼腰、四白、阳陵泉、合谷、百会、鼻通、曲池、足三里、风池、阳白、攒竹等穴。

特效经络: 督脉、足太阳膀胱经、足少阳胆经、手阳明大肠经等。

按摩疗法

1. 用拇指和食指在鼻部两侧自上而下反复对揉、对捏,每次5分钟(见图①)。
2. 用食指指腹按揉迎香穴,注意点按时力度要适中,每次1分钟(见图②)。
3. 用拇指推按印堂穴50次,再用手的大鱼际从前额分别推抹至两侧太阳穴处,反复20次。
4. 用双手拇指指腹按揉中府、尺泽、合谷、风池穴,力度适中,每穴每次各1分钟。

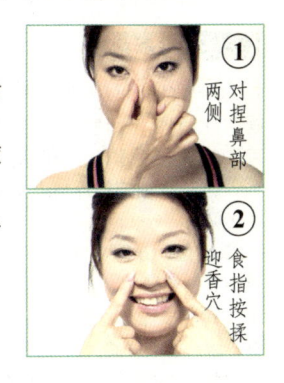

① 对捏鼻部两侧

② 食指按揉迎香穴

针灸疗法

1. 取百会、上星、印堂、阳白、攒竹、太阳、迎香、曲池、合谷、足三里穴针刺。一般每次取3~5个穴位,得气后留针30分钟,每日1次,10天为1个疗程。
2. 取迎香、鼻通、列缺、合谷、印堂穴针刺。针刺方法以泻法为主,每日1次,得气后留针30分钟,12天为1个疗程。
3. 取第一组穴位:阳白、攒竹或配鱼腰穴;再取第二组穴位:四白、迎香穴。两组穴位交替操作。选独头蒜2头,切成片,厚度0.7厘米,放置穴位上,将艾绒搓成花生豆大的锥形艾炷放在蒜片上,用线香点燃施灸,每次12壮。两组穴位交替灸治,同时针刺双侧阳陵泉或足三里穴,每日施灸1次,10天为1个疗程。

近视

近视是以看近物清晰、视远物模糊为主要特征的一种眼病，为眼科屈光不正疾病之一，多见于青少年，少数患者见于儿童先天性近视。其临床表现有：视近物清晰，视远物模糊，视物昏渺，视力减退，头晕耳鸣，神疲乏力，夜寐多梦等。

特效穴位及经络

特效穴位：攒竹、阳白、四白、太阳、印堂、承泣、睛明、承泣、风池、光明、肝俞、肾俞、合谷等穴。

特效经络：督脉、足阳明胃经、足厥阴肝经、足少阳胆经、足太阳膀胱经等。

按摩疗法

1. 找一处10米以外的绿树，全神贯注地凝视树叶25秒，促使眼睫状肌松弛，减轻眼疲劳。接着把手掌放于眼前30厘米处，凝视5秒，再凝视远方的绿树，如此反复20次（见图①）。

2. 取坐位，双眼自然闭合，全身放松，用拇指指腹按揉睛明、攒竹、太阳、四白、印堂、承泣穴，按揉时力度要适中，每穴每次各3分钟，以产生酸胀感为宜（见图②、图③）。

3. 取耳穴左右耳眼、肝穴，将预贴有王不留行子的胶布贴于选用的穴位上，每日按压3～4次，每次每穴按压2～3分钟，以产生酸、胀、痛、麻、热等感觉为度，保留3～5天。

4. 用夹子捏夹耳垂。

刮痧疗法

先点按或刮拭面部攒竹、睛明、阳白、四白穴，再刮后头部风池穴，然后刮背部肝俞、肾俞穴，最后刮下肢外侧光明穴。刮拭方法要补泻兼施（见图④）。

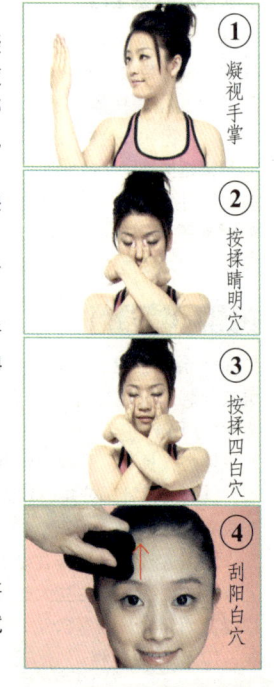

① 凝视手掌

② 按揉睛明穴

③ 按揉四白穴

④ 刮阳白穴

耳鸣

耳鸣是在并无外界声波刺激或电刺激时人体耳内或脑内产生声音的感觉，是一种自觉症状。其临床表现有刮风似的呼呼声，机器响似的隆隆声，以及哨声、铃声等。轻者安静时可听到，重者无论工作、学习时都可以听到。

特效穴位及经络

特效穴位： 翳风、听宫、外关、听会、耳门、太溪、阳陵泉、合谷、中渚、列缺、完骨、侠溪、三阴交、行间、足三里、筑宾、绝骨、肾俞、肝俞、大椎、风池等穴。

特效经络： 足少阴肾经、足少阳胆经、手少阳三焦经、手太阳小肠经等。

按摩疗法

1. **推听宫：** 用食指在听宫穴上下来回推20次，以局部有酸胀感为宜（见图①）。
2. **击天鼓：** 两掌搓热，用两掌心掩耳，中指按在后头部风池、翳风穴处。再将食指叠在中指上，敲击枕骨下方，使耳内可闻及类似击鼓的声音，重复3~5次（见图②）。
3. **按压外关：** 将一手食指指腹放在对侧的外关穴上，用力按压1分钟，双手交替进行。

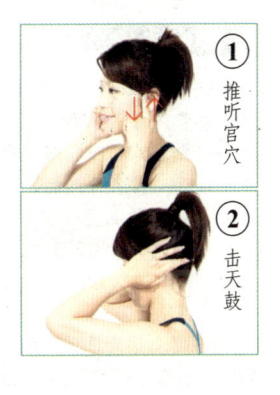

① 推听宫穴
② 击天鼓

针灸疗法

1. 取风池、合谷、外关、中渚、翳风、列缺、耳门、完骨、侠溪、三阴交、阳陵泉穴行针。平补平泻，得气后留针20分钟，每日1次。适用于风火上扰耳窍所致的耳鸣。
2. 取合谷、行间、列缺、外关、翳风、中渚、阳陵泉、足三里、三阴交、听宫、完骨、风池穴。用泻法，得气后留针30分钟，每日1次。适用于肝胆火盛、蒙闭清窍所致的耳鸣。
3. 取太溪、筑宾、三阴交、绝骨、足三里、阳陵泉、合谷、外关、中渚、完骨、翳风、听宫、百会、肾俞、肝俞、大椎穴。针气海穴，灸关元穴。上肢穴位用泻法，下肢穴位用补法，背部腧穴用平补平泻法，每日1次。

扁桃体炎

扁桃体炎有慢性和急性之分。慢性扁桃体炎主要由链球菌或葡萄球菌感染引起，多发生在受凉或过度疲劳后，常见于青少年。急性扁桃体炎有传染性，潜伏期为3～4天，扁桃体充血，咽痛明显，吞咽时加重。临床上主要表现为咽痛、发热及咽部不适。

特效穴位及经络

特效穴位： 风池、风府、廉泉、水突、气舍、天突、翳风、列缺、肩井、合谷、曲池、肩髃、极泉、内庭、大椎等穴。

特效经络： 任脉、足阳明胃经、足厥阴肝经、手阳明大肠经等。

按摩疗法

1. 被按摩者取坐位，按摩者用拇指指腹按压、推拿风池、风府、廉泉、水突、气舍、天突、翳风穴，按压时力度要适中，每穴每次各1分钟，以产生酸胀感为宜（见图①）。

2. 按摩者一手固定被按摩者的手臂，一手用力按压肩井、合谷、曲池穴，按压时力度要适中，每穴每次各1分钟，以这几处产生酸胀感为宜（见图②）。

3. 被按摩者抬高手臂，按摩者一手按压肩髃穴，一手按压腋窝下的极泉穴（见图③）。

针灸疗法

取合谷、内庭、列缺、大椎穴，点燃艾条，悬于穴位上方或左右，距离2～3厘米，以穴位局部皮肤红润、温热感能耐受为度。每日1次，5次为1个疗程。

拔罐疗法

患者取坐位，先以三棱针点刺曲池、大椎穴，然后选用小口径玻璃罐以闪火法吸拔二穴3～5分钟，每日1次。

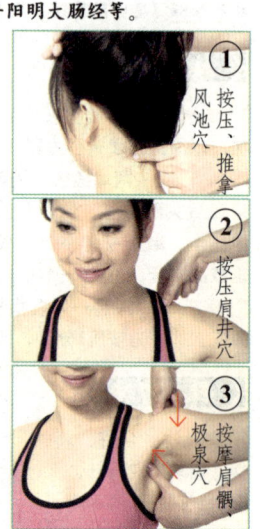

牙痛

牙痛是牙齿和牙周疾病的常见症状，一般遇到冷、热、酸、甜等刺激时比较明显，尤其在上火的时候极易引起。引起牙痛的原因有很多，如龋齿引起的牙周炎、齿槽脓漏等。牙痛的临床表现有牙龈红肿、牙龈出血、牙齿松动、咀嚼困难、口臭等。

特效穴位及经络

特效穴位：合谷、颊车、下关、太阳、地仓、风池、行间、上关、耳门、太溪、二间、内庭、劳宫等穴。

特效经络：手阳明大肠经、足阳明胃经、足少阳胆经、手厥阴心包经等。

按摩疗法

1. 用拇指指腹按压对侧合谷穴，用力由轻渐重，每次1分钟（见图①）。
2. 用中指指腹按揉同侧面部下关、颊车穴，用力由轻渐重，每次1分钟（见图②）。
3. 用双手拇指指尖按揉同侧风池穴，其余四指放在头部两侧，每次1分钟（见图③）。

① 按压合谷穴
② 按揉下关穴
③ 按揉风池穴

针灸疗法

1. 风热胃火型（泻法）：上齿痛取下关、太阳、内庭、合谷穴；下齿痛取颊车、地仓、合谷穴，宜用泻法。

2. 阴虚火旺型（补法）：上牙加太溪、行间穴，宜用补法，每次取穴1~2个，留针10~15分钟。

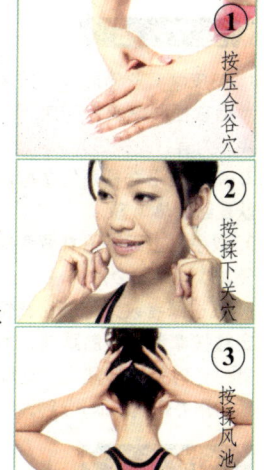

刮痧疗法

1. 实火牙痛（泻法）：先点揉下关、颊车穴，再刮前臂合谷、二间穴，最后刮足背部内庭穴。

2. 虚火牙痛（平补平泻法）：先点揉头面部下关、颊车穴，再刮手部合谷穴，最后刮太溪、行间穴。

85

腰椎间盘突出症

腰椎间盘突出主要是由于腰椎间盘各部分,尤其是髓核有不同程度的退行性改变后,在外界因素作用下,椎间盘纤维环破裂,髓核组织从破裂之处突出或脱出于后方或椎管内,导致相邻的组织,如脊神经根、脊髓等受到刺激或压迫,从而引发本病。临床上其疼痛范围主要是在下腰部及腰骶部,以持久性的钝痛最为常见。

特效穴位及经络

特效穴位:环跳、殷门、绝骨、关元、命门、悬钟、足三里、昆仑、解溪、太溪、太冲等穴。

特效经络:任脉、足太阳膀胱经、足少阴肾经、足少阳胆经、足阳明胃经等。

按摩疗法

1. 被按摩者取俯卧位,按摩者用一手拇指和食指拿捏腰部肌肉20次,以产生酸胀感及微痛感为宜(见图①)。
2. 用掌根沿脊柱两侧摩擦,反复20次,至皮肤发红发热为宜。
3. 双手自上而下沿脊背两侧推拿至小腿,反复20次(见图②)。
4. 被按摩者改为仰卧屈膝位,按摩者一手固定被按摩者的下肢踝部,另一手扶膝做顺时针、逆时针旋转髋关节动作,反复做10圈,然后用力牵引下肢1分钟。

刮痧疗法

采用中等力度刮拭腰及下肢穴位对应的部位。取穴侧重于下肢的麻木及感觉退减部位,如足三里、绝骨、昆仑穴等。腰部取关元、命门穴,下肢取环跳、殷门穴等。腰部也可以采用补泻的手法刮拭,以促进腰背肌肉组织的代谢和血液循环(见图③、图④)。

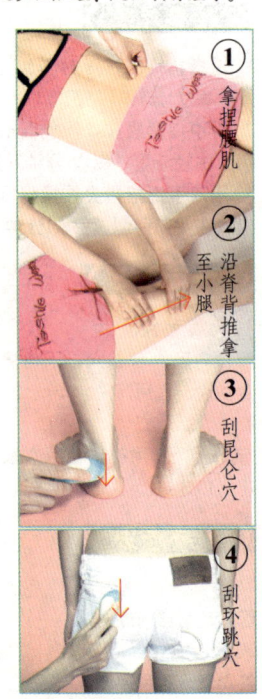

① 拿捏腰肌

② 沿脊背推拿至小腿

③ 刮昆仑穴

④ 刮环跳穴

月经异常

月经异常包括痛经、月经不调等。痛经是指经期前后或行经期间出现下腹剧烈疼痛、腰酸甚至恶心、呕吐的现象，它是妇女的常见病。月经不调是伴随月经周期前后出现的某些症状为特征的多种疾病的总称，其主要表现为月经周期、经色、经量、经质等不规律的变化。

特效穴位及经络

特效穴位：子宫、太冲、关元、中极、肝俞、脾俞、胃俞、肾俞、气海、足三里、血海、三阴交、大椎、肩井、身柱等穴。

特效经络：任脉、足太阴脾经、足厥阴肝经、足少阴肾经、足太阳膀胱经等。

按摩疗法

1. 双手置于小腹侧面，从后向前朝外生殖器方向斜擦，不要往返擦动，至有温热感为宜，每次5分钟（见图①）。

2. 双手食指、中指并拢按顺时针方向缓缓点揉子宫穴，注意点揉时用力要稍重，以感觉酸胀为宜，每次5分钟（见图②）。

3. 用按摩棒揉捻右太冲穴，以感觉酸胀为宜，每次5分钟；再揉捻左太冲穴，力度应适中，每次5分钟。

4. 拇指重叠按揉气海、关元、中极穴，按揉时力度要适中，每穴每次各1分钟（见图③）。

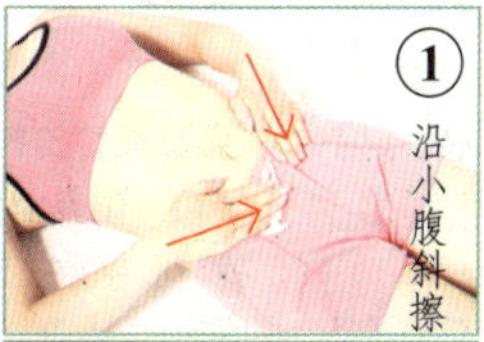

① 沿小腹斜擦

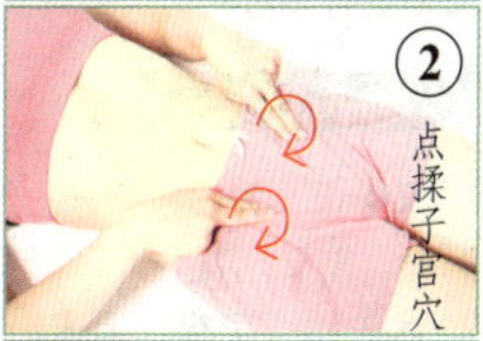

② 点揉子宫穴

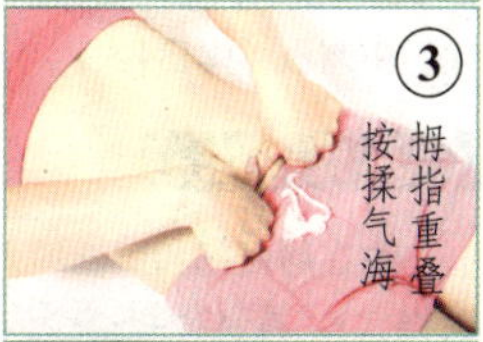

③ 拇指重叠按揉气海

拔罐疗法

取身柱、大椎等穴位，常规皮肤消毒后，用闪火法将小型玻璃罐吸拔在相应部位上，留罐15～20分钟。休息片刻后，取气海、关元等穴，先用三棱针点刺，再迅速用闪火法将罐吸拔在相应部位上，留罐20分钟。每次1组穴，每日1次（见图④）。

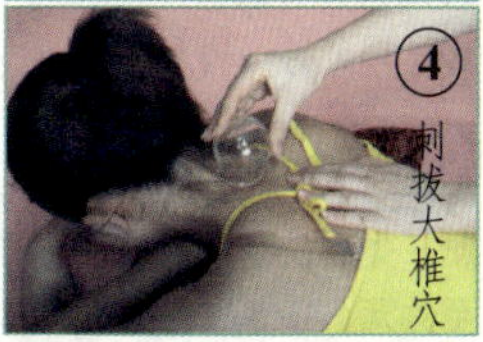

④ 刺拔大椎穴

妇科炎症

妇科炎症主要是指女性生殖器官的炎症，包括由各种原因引起的女性外阴炎、阴道炎、宫颈炎、盆腔炎等。临床上表现为：**外阴瘙痒、灼热肿痛、阴道充血、白带量多、性交疼痛**，并伴有经期延长或缩短、经量过多或不规则出血等。

特效穴位及经络

特效穴位： 肝俞、肾俞、中脘、归来、三阴交、涌泉、中极、关元、白环俞、足三里、次髎、气海、大椎、脾俞、下髎、阴陵泉等穴。

特效经络： 任脉、足太阴脾经、足太阳膀胱经、足少阴肾经等。

按摩疗法

1. 敲擦足太阳膀胱经： 双手握拳从下往上来回搓足太阳膀胱经至透热；双手握拳，在腰部交替击打20下；掌根擦按肝俞、肾俞、白环俞穴。

2. 揉三阴交： 用一侧手拇指指腹揉按对侧三阴交穴，以有酸胀感为宜。

3. 擦涌泉： 将下肢平放在对侧膝上，以手掌心反复擦足心约1分钟，双足交替进行，两侧中指指腹分别有节律地按压在两侧涌泉穴上，按压1分钟。

针灸疗法

1. 取中极、关元、归来、三阴交、足三里、肾俞穴。每次任选2~3穴，中刺激，隔日1次。

2. 取关元、中极、归来、肾俞、次髎、足三里、三阴交穴。每次取2~3穴，中刺激，隔日1次。

拔罐疗法

先在腰骶部和腹部的穴位中寻找压痛点或酸胀敏感点数个(发热恶寒加大椎穴)，再选择4~5个穴位（如肾俞、关元、气海、归来等穴），留罐10~15分钟，每1~2日施术1次，10次为1个疗程。

刮痧疗法

先刮拭膀胱经脾俞至肾俞、次髎至下髎，点揉白环俞；然后刮任脉气海至关元，并点揉中极、带脉；最后刮脾经阴陵泉至三阴交，并点揉阴陵泉。

更年期综合征

更年期女性,由于卵巢功能减退,垂体功能亢进,分泌过多的促性腺激素,引起自主神经功能紊乱,从而出现一系列程度不同的症状。其临床表现有:月经逐渐减少、间隔时间延长,生殖能力丧失,生殖器官萎缩,精神功能紊乱等。

特效穴位及经络

特效穴位: 肾俞、心俞、肝俞、印堂、百会、风池、风府、膻中、中脘、曲骨、足三里、肩井、大椎、天宗、脾俞、气海、关元、三阴交、膈俞等穴。

特效经络: 足太阴脾经、足少阴肾经、足少阳胆经、足太阳膀胱经、任脉、督脉等。

按摩疗法

1. 用拇指指腹按压印堂、百会、风池、膻中、中脘、关元、曲骨穴,每穴每次各2分钟。
2. 用双手手掌推摩两侧腋下,反复10次(见图①)。
3. 用手掌根部推拿大腿前面、小腿外侧,各30次。
4. 用拇指指腹按压足三里、三阴交穴,每穴每次各3分钟。
5. 用一手的中指指腹按压对侧肩井穴,每次3分钟(见图②)。

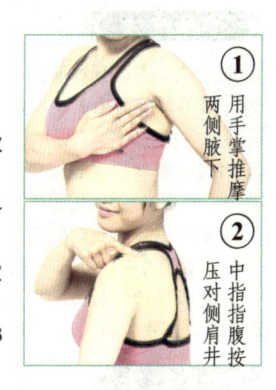

① 用手掌推摩两侧腋下
② 中指指腹按压对侧肩井

拔罐疗法

1. 吸罐法: 患者取站位,充分暴露背部。取肾俞、心俞、肝俞穴对应的部位,用吸附法施以吸拔罐法,留罐15~20分钟。每日1次,10次为1个疗程,每个疗程间隔3日(见图③)。

2. 刺络罐法: 刺络胸至骶段脊柱两旁全程膀胱经循行线。患者取俯卧位,暴露背部,常规消毒穴位皮肤后,用皮肤针从上至下轻叩这一线,以皮肤潮红为度,再施行疏排罐法,将罐吸拔于穴位上,留罐15~20分钟。

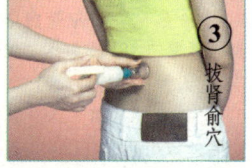

③ 拔肾俞穴

乳房疾病

乳痈是常见的乳房疾病之一，以乳房疼痛红肿不畅以至成痈为主要症状，以初产妇多见，好发于产后3~4周。其临床表现有：乳房肿块，常伴有剧烈的乳房疼痛，肿块局部伴有红、肿、热、痛，肿块可化脓破溃，炎症消退，肿块消失。

特效穴位及经络

特效穴位：肩井、膻中、乳中、乳根、期门、内关、内庭、少泽、屋翳、足三里、手三里、天宗、极泉、肝俞、天溪、云门等穴。

特效经络：任脉、足太阳膀胱经、足阳明胃经、手太阴肺经、足厥阴肝经等。

按摩疗法

1. 取坐位，充分暴露胸部，双手互相摩擦发热，用手掌面由乳房四周沿乳腺管轻轻向乳头方向推抚50次（见图①）。
2. 用拇指和食指提捏乳中穴，提捏时力度要适中，每次2分钟（见图②）。
3. 用中指指腹按顺时针方向按揉乳根穴，按揉时力度要适中，每次2分钟（见图③）。
4. 用掌根按顺时针方向按揉乳房外侧，按揉时力度要适中，每次10分钟（见图④）。

针灸疗法

1. 艾灸法：取乳根、肩井、膻中、足三里、期门一组穴以及手三里、乳根一组穴，两组交替操作，每天灸1组穴，每天施灸1次，每穴灸1~2壮，连灸5~7天为1个疗程。

2. 药物蒸气灸：取葱白150~250克，切细后加入适量热水，先熏后洗患侧乳房，每日2~5次，2天为1个疗程。

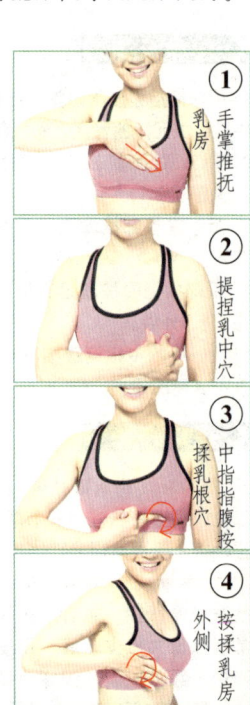

3. 敷灸：取芒硝、马齿苋各30克，两味共捣烂后外敷患处。1日2次，3天为1个疗程。

① 手掌推抚乳房
② 提捏乳中穴
③ 中指指腹按揉乳根穴
④ 按揉乳房外侧

前列腺炎

前列腺炎是男性前列腺的常见疾病。前列腺受到外界强烈刺激,如手淫、性病感染、性生活无节制、酗酒或劳累过度、外伤等都可引起炎症。其临床表现有:排尿困难,尿不完、尿不尽,同时常伴有腰酸腰痛、头晕、眼花、失眠、耳鸣、脱发、视力减退等症状。

特效穴位及经络

特效穴位: 照海、肾俞、膀胱俞、气海、中极、阴陵泉、三阴交、太溪、神阙、血海、命门等穴。

特效经络: 任脉、足太阳膀胱经、足少阴肾经、足厥阴肝经等。

按摩疗法

1. 仰卧,双手重叠按于脐下3寸丹田,顺时针、逆时针旋转按揉各30次,按揉时动作要缓慢轻柔(见图①)。
2. 食指、中指、无名指并拢,用指腹放在小腹部,自左向右轻压,每次按压1~2秒,反复20次(见图②)。

① 按揉丹田

② 轻压小腹

拔罐疗法

患者取合适的体位,采用闪火法将火罐吸拔在穴位上,留罐10~15分钟。急性期每日1次,慢性期隔日1次,10次为1个疗程。或者采用刺络罐法,常规消毒穴位皮肤后,先用毫针刺激照海、太溪等穴位,出针后用闪火法将火罐吸拔在穴位上,留罐15~20分钟,隔日1次。

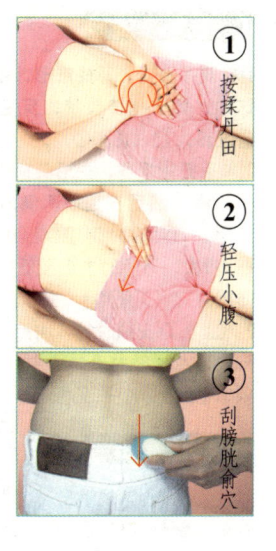

③ 刮膀胱俞穴

刮痧疗法

患者取合适体位,操作者用刮痧板先刮肾俞、膀胱俞穴;再点揉气海、中极穴;最后刮阴陵泉、三阴交、太溪穴。力度由轻到重(见图③)。

斑秃

斑秃为一种骤然发生的斑状秃发，俗称"鬼剃头"。全部头发均脱落者称为全秃。病因不明，可能与精神神经因素有关，也可能是血管运动机能紊乱，交感神经及副交感神经失调，引起局部毛细血管持久性收缩，毛乳头供血障碍，引发毛发营养不良而致。

特效穴位及经络

特效穴位：风府、风池、天柱、玉枕、百会、三阴交、血海、膈俞、肾俞等穴。

特效经络：督脉、足少阴肾经、足少阳胆经、足太阴脾经、足太阳膀胱经等。

按摩疗法

1. 将双手五指分开成爪形，由前发际向后发际抹动，如十指梳头状，反复20次，至头皮感觉发热为宜（见图①）。
2. 单手五指捏拢，先沿头顶中线由前向后做敲啄动作，然后在头顶两侧沿膀胱经由前向后敲啄，最后在外侧沿胆经由前向后敲啄，每条线5次，敲啄时力度要适中，以头皮下有微痛感为宜（见图②）。
3. 用食指指腹顺时针方向点揉风府、风池、太阳穴，点揉时力度要适中，每穴每次各5圈，以感觉酸胀为宜（见图③）。

① 十指梳头

② 敲啄头顶

③ 点按风池穴

针灸疗法

1. **温和灸**：常规消毒后，先用新鲜生姜切片擦之，使局部轻度充血，然后用艾条点燃后在风府、天柱等穴进行温和灸，每次10～15分钟。也可在斑秃部位由外向内进行回旋灸，每日1～2次。
2. **隔姜灸**：取数片鲜生姜，置于疼痛点处，每片放置黄豆粒大小的艾炷数个，线香点燃灸之，局部有灼热感时移动一下姜片，每次灸5～7壮。

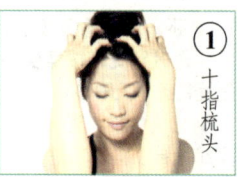

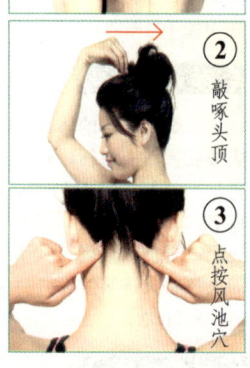